A MELHOR DIETA PARA VOCÊ

Caroline Jones

A MELHOR DIETA PARA VOCÊ

SEXTANTE

Título original: *The Best Diet for You!*

tradução: Ana Beatriz Rodrigues
preparo de originais: Flávia Midori
revisão: Juliana Souza e Tereza da Rocha
diagramação: Valéria Teixeira
capa: DuatDesign
imagem de capa: kontur-vid/ Shutterstock
impressão e acabamento: Bartira Gráfica e Editora S/A

CIP-BRASIL. CATALOGAÇÃO NA PUBLICAÇÃO
SINDICATO NACIONAL DOS EDITORES DE LIVROS, RJ

J67m Jones, Caroline
A melhor dieta para você / Caroline Jones; tradução de Ana Beatriz Rodrigues. Rio de Janeiro: Sextante, 2016.
176 p.: il.; 14 x 21 cm.

Tradução de: The best diet for you!
ISBN 978-85-431-0318-1

1. Dieta de emagrecimento. 2. Emagrecimento. I. Rodrigues, Ana Beatriz. II. Título.

CDD 613.25
15-28259 CDU 613.24

Rua Voluntários da Pátria, 45 – Gr. 1.404 – Botafogo
22270-000 – Rio de Janeiro – RJ
Tel.: (21) 2538-4100 – Fax: (21) 2286-9244
E-mail: atendimento@esextante.com.br
www.sextante.com.br

Sumário

Prefácio

Para emagrecer com saúde, os especialistas aconselham que a perda de peso seja de 0,5 a 1 quilo por semana. Na prática, isso significa reduzir a ingestão calórica em cerca de 500 calorias por dia, o que equivale a consumir em média 1.500 calorias diárias no caso de uma mulher. Tecnicamente, emagrecer é bastante simples: se você consumir menos calorias do que irá queimar, haverá perda de peso. Muitas das estranhas e maravilhosas teorias sobre o funcionamento das dietas da moda simplesmente se resumem à ingestão de pouquíssimas calorias.

No entanto, emagrecer de forma saudável não tem a ver apenas com calorias, mas também com a qualidade da alimentação e a garantia de que os alimentos consumidos fornecem todos os nutrientes de que você precisa para ter boa saúde. Equilíbrio e variedade são fundamentais, e qualquer plano de emagrecimento que proponha a exclusão de determinados alimentos ou grupos de alimentos (por exemplo, laticínios ou carboidratos) aumentará o risco de carência de vitaminas, minerais ou fibras, o que pode acarretar distúrbios no organismo.

Consultar um médico antes de iniciar uma dieta é fundamental tanto para as pessoas com problemas de saúde quanto para aquelas que acreditam ter tudo sob controle. Desequilíbrios como hipertensão arterial, colesterol alto ou hiperglicemia podem passar despercebidos e devem ser levados em consideração na hora de escolher a melhor forma de emagrecer. Dietas baseadas em proteínas ou que estimulam o jejum ou um consumo muito baixo de calorias podem ser perigosas.

Qualquer pessoa que já tentou emagrecer sabe que não é fácil – a partir do momento em que alimentos saborosos e de baixo custo estão prontamente disponíveis, restringir o consumo de comida contraria milhares de anos de evolução. Pesquisas mostram que, entre aqueles que atingem a meta de emagrecimento, infelizmente, cerca de 80% voltam a engordar em um ano. Os maiores desafios costumam ser a sensação de fome e a restrição de alimentos.

O bem-estar emocional é outra grande questão a ser enfrentada. Na prática, ninguém escolhe o que vai comer e beber apenas pelo valor nutricional e pelos possíveis benefícios à saúde. Inúmeros fatores sociais e psicológicos influenciam nossos hábitos alimentares. A comida – em especial os itens ricos em calorias que cortamos durante a dieta – proporciona uma recompensa emocional à qual somos naturalmente atraídos. Por isso, quando evitamos esses alimentos, ficamos deprimidos.

Quando somamos a isso as percepções negativas em torno do excesso de peso e da obesidade em nossa sociedade, fica claro que, para muitos, emagrecer é um desafio tanto do ponto de vista emocional quanto do físico.

Mas a boa notícia é que, segundo pesquisas, é possível emagrecer definitivamente, sem voltar a engordar. Os indivíduos bem-sucedidos nesse processo exercitam a "restrição flexível", ou seja, vigiam o que comem, mas não excluem da dieta os alimentos de que gostam e não se deixam abalar por pequenos deslizes. Eles tendem a ser fisicamente ativos e não perdem tempo com hábitos sedentários, como assistir à TV. Seguem uma alimentação com pouca gordura e ingerem porções moderadas capazes de mantê-los saciados e de evitar a sensação de privação. Além de desfrutar do café da manhã, esses indivíduos mantêm um plano alimentar estruturado tanto durante os dias úteis quanto nos fins de semana e monitoram o peso regularmente.

Embora não exista uma "receita de bolo" a ser seguida por todos nem uma poção mágica para o emagrecimento, ter esses princípios em mente pode ajudá-lo a escolher o plano mais adequado para você.

Para alcançar o peso almejado, a maior parte das pessoas só consegue seguir um padrão alimentar fora da sua realidade durante um período limitado. O verdadeiro desafio, depois que se perdem aqueles quilos indesejados, é impedir que eles voltem. No entanto, se você efetuar mudanças duradouras em sua alimentação e seu estilo de vida, poderá manter a boa forma pelo resto da vida.

Bridget Benelam
Cientista sênior da nutrição,
Fundação Britânica de Nutrição

Introdução

Pesquisas revelam que 6 em cada 10 mulheres admitem querer emagrecer desesperadamente – ou seja, mais da metade da população feminina conta calorias ou simplesmente se recusa a comer guloseimas no dia a dia.

Considerando-se que o peso é uma preocupação universal, não surpreende que muitas pessoas se disponham a experimentar qualquer dieta que ouvem falar que funciona. Entretanto, com tantos conselhos conflitantes e tantas dietas em voga, como saber qual é a mais indicada para você?

Dê uma olhada em qualquer banca de revista ou prateleira de livraria. Você será bombardeado com as mais recentes promessas de emagrecimento, que vão de dietas que eliminam gordura ou cortam carboidratos às que estimulam o consumo de superalimentos ou a prática do jejum.

É fato que todo ano surge mais uma dieta da moda que varre a nação. E, para alguns, todas essas tentativas são em vão. Na verdade, pesquisadores calculam que uma mulher passe, em média, 30 anos de sua vida preocupada com o peso, tentando eliminar uns quilinhos a mais com uma dieta.

O problema é que não existe um manual único de dietas. Por isso, testar a mais comentada do momento ou seguir os conselhos de uma pessoa que emagreceu com esse plano – ainda que seja uma celebridade – não é garantia de sucesso.

Você deve saber, por experiência própria, que o fato de sua melhor amiga ter emagrecido 9 quilos com o Vigilantes do Peso, por exemplo, não significa que você também conseguirá. E, embora sua atriz favorita siga a Dieta do Tipo Sanguíneo, pode ser que ela não funcione com você, apesar de todos os seus esforços.

A verdade que a altamente lucrativa indústria de dietas prefere manter em segredo é que seria possível poupar muito tempo, dinheiro e estresse se houvesse um método que combinasse uma determinada dieta e as peculiaridades de cada um de nós. É aí que entra este livro que você tem em mãos.

A melhor dieta para você não é mais um livro de dieta – já existem tantos sobre o assunto! Trata-se de um guia acessível dos melhores (e, em alguns casos, piores) programas de dieta, para que você não precise se tornar um especialista em todos eles.

Nas páginas seguintes você encontrará uma análise abrangente das 30 principais dietas modernas, da Dukan à Detox, em que explicamos sua filosofia, sua história e seus programas alimentares e de exercícios. Depois, realizamos uma avaliação mais crítica dos prós e dos contras, considerando o tipo físico, a personalidade e o estilo de vida aos quais a dieta é indicada. Também enfatizamos os pontos mais contraditórios dos argumentos científicos, além de outras preocupações com a saúde.

Nossas orientações não só irão garantir que você tome a decisão certa em relação à dieta mais apropriada para sua realidade, como também vão ajudá-lo a encontrar um programa alimentar saudável que possa ser adotado para a vida inteira.

Uma breve história das dietas

Se você acha que as dietas são uma obsessão moderna, reveja seus conceitos. As origens da expressão "fazer dieta" – que, literalmente, significa "a prática de ingerir alimentos de maneira regulada com o objetivo de perder peso corporal" – remontam aos gregos antigos. Porém, na época, *diatia*, palavra grega que deu origem a "dieta", descrevia toda uma abordagem holística de corpo e mente que estimulava a moderação em tudo na vida – não apenas no consumo de comidas e bebidas – a fim de garantir a felicidade e a boa saúde.

A dieta com o único objetivo de eliminar os quilos extras só se popularizou a partir do século XIX, sobretudo porque não era muito comum estar acima do peso. Se o indivíduo não fosse um comerciante bem-sucedido, um clérigo rico ou um aristocrata, ele simplesmente não tinha acesso a comida suficiente para ficar gordo.

A epidemia de obesidade que se verifica hoje se deve, em grande parte, à abundância de comida barata e altamente calórica. Não é de surpreender que as pessoas fossem mais magras há 200 anos, quando precisavam fazer mais trabalho pesado, os alimentos eram mais escassos e as condições de vida eram mais difíceis. Figuras históricas famosas por serem gordas, como o rei Henrique VIII – que, aos 50 anos, pesava mais de 190 quilos e tinha 132 centímetros de cintura –, eram excepcionalmente privilegiadas, a exceção da exceção.

O poeta romântico inglês Lorde Byron teria iniciado uma das primeiras dietas da moda no início do século XIX. Byron tinha tendência a engordar e seu peso variava entre 89 e 57 quilos. Assim, para manter a aparência "pálida e frágil" que era comum durante o período romântico, o poeta exaltava as vantagens de uma "dieta à base de batata e vinagre".

Como era famoso e altamente influente, Byron foi muito criticado por dar um péssimo exemplo aos jovens e aos que se impressionavam com facilidade. Nas palavras de um médico na época: "Nossas jovens estão crescendo num estado de semi-inanição, com medo de se sujeitarem ao horror dos discípulos de Lord Byron."

No entanto, foi somente décadas depois que os vitorianos ajudaram a dar o pontapé inicial nas dietas da moda. De fato, uma das primeiras dietas com baixo consumo de carboidratos a conquistar um público abrangente foi publicada pelo agente funerário William Banting em 1863.

As privações provocadas pelas duas guerras mundiais e pela

crise econômica pouco fizeram para interromper a ascensão dos regimes da moda. Nos anos de boom do pós-guerra não houve meio de deter a crescente indústria das dietas.

Novos programas de emagrecimento foram surgindo cada vez mais rápido, do Vigilantes do Peso ao Dr. Atkins, chegando às atuais Dieta Dukan e Dieta dos 2 Dias. Experimentamos praticamente todas as maneiras possíveis de emagrecer – e, ao longo do processo, enriquecemos bastante seus criadores. O negócio das dietas é hoje uma indústria global em franco crescimento e, apesar da recente recessão mundial, não mostra sinais de declínio.

O grau de segurança – ou a eficácia – de muitas dessas dietas tem sido alvo de críticas das comunidades médica e científica ao longo dos anos. Cada dieta parece ter o mesmo número de céticos e fãs. A obesidade se tornou oficialmente uma epidemia moderna, e a quantidade de maneiras novas e exóticas de eliminar o excesso de peso cresce em velocidade proporcional ao aumento da nossa barriga.

Ironicamente, depois de 2 mil anos experimentando dietas radicais, das mais excêntricas às perigosas, pesquisas recentes indicam que os gregos antigos talvez tivessem mesmo a melhor solução. O filósofo Sócrates disse certa vez que o segredo para a saúde e a felicidade estava em fazer "tudo com moderação, nada em excesso".

Hoje, grande parte dos especialistas em dietética concorda que uma dieta moderada, aliada a exercícios físicos, é a melhor forma de manter o peso. Além disso, a dieta mediterrânea é vista hoje como o plano alimentar mais saudável do mundo. Na verdade, os gregos antigos praticavam inclusive a versão deles da última moda em termos de dieta: o jejum periódico, que ajuda a descansar o corpo e a reduzir o peso. Se tivéssemos dado ouvidos a eles antes...

Porém, a ciência moderna nos proporciona algo novo em relação ao controle do peso: técnicas que determinam as dietas mais adequadas a cada pessoa. O avanço de testes genéticos e de personalidade indica que estamos perto de criar um programa totalmente customizado, adequado à fisiologia, à personalidade e ao estilo de vida de cada um. E se há uma coisa em que os especialistas em dietética concordam é que, para obter sucesso, a pessoa precisa de uma dieta que tenha sido feita para ela.

No futuro, por determinado preço, todo mundo poderá obter um programa alimentar adequado à sua personalidade e ao seu DNA e específico para as próprias necessidades biológicas. Enquanto esse dia não chega, um bom ponto de partida é, com a ajuda deste livro, reduzir as alternativas entre as dietas disponíveis. Afinal, independentemente do programa que escolher, se você tomar uma decisão mais bem fundamentada, os resultados serão melhores e mais duradouros – o que, em última análise, é o que mais desejamos.

As dietas ao longo do tempo

1000 a.C. Dieta da Moderação

Os gregos antigos seguiam uma política de moderação e a prática do equilíbrio entre alimentação, exercícios físicos e sono. Tinham muito conhecimento sobre saúde e nutrição e perceberam que homens com sobrepeso tinham problemas cardíacos.

Década de 1820 Dieta de Vinagre e Água

Para promover a limpeza e purificar o corpo, Lorde Byron bebia vinagre todos os dias e comia batatas mergulhadas no condimento. Os efeitos colaterais incluíam vômito e diarreia. Seu regime radical lhe causou inúmeros problemas de saúde.

Década de 1860 Dieta de Banting

Provavelmente a primeira dieta com restrição de carboidratos. O folheto de William Banting, *Carta sobre a corpulência endereçada ao público*, apresentava uma rígida dieta com restrição de carboidratos e calorias. Com ela, o ex-obeso agente funerário britânico eliminou impressionantes 21 quilos em 12 meses depois de ficar gordo a ponto de não conseguir amarrar os próprios sapatos.

1900 Fletcherismo

O empresário americano Horace Fletcher tinha engordado tanto que não conseguia convencer nenhuma corretora a lhe vender um seguro de vida. Determinado a emagrecer, ele criou o fletcherismo, que promovia a mastigação ininterrupta até que todos os "benefícios" do alimento tivessem sido absorvidos, eliminando o material fibroso remanescente. Perdeu 18 quilos e ganhou o apelido de Grande Mastigador depois da popularização do método.

Década de 1920 Dieta da Contagem de Calorias

Na década de 1920, a moda da figura esquálida e masculinizada entre as mulheres ajudou a aumentar a popularidade desse método como forma de emagrecer. A Dra. Lulu Hunt Peters publicou *Diet & Health: With Key to the Calories* (Dieta e saúde: com tabela de calorias) em 1918. Com milhões de exemplares vendidos, o livro se tornou o primeiro best-seller das dietas. Segundo ela, as mulheres deveriam encarar a comida a partir da quantidade de calorias que continha e não consumir mais de 1.200 por dia.

Década de 1930 Dieta de Hay

Criada pelo médico americano William Hay, baseava-se na ideia de que a comida era proteína, amido ou neutra. Proteína e amido, de acordo com ele, não deveriam ser ingeridos na mesma refeição. Entre os seus seguidores mais famosos estava o fabricante de automóveis Henry Ford.

Década de 1940 Dieta da Limonada (Master Cleanse)

O guru da nutrição Stanley Burroughs criou a Dieta da Limonada, em que a pessoa deveria ingerir somente uma mistura de água com sumo de limão, pimenta-de-caiena e xarope de bordo. A abordagem continua popular, apesar de ser considerada perigosa pelos nutricionistas.

Década de 1950 Dieta da Sopa de Repolho

Seu criador é desconhecido, mas a popularidade dessa dieta extenuante persiste até hoje. O programa dura sete dias e consiste basicamente em sopa de repolho, além de frutas, legumes, verduras e uma pequena quantidade de carne.

1963 Vigilantes do Peso

O famoso sistema de pontos que permite emagrecer junto com outros seguidores do programa foi criado na década de 1960 por Jean Nidetch, que se descrevia como uma "dona de casa acima do peso obcecada por biscoitos doces".

1972 Dieta do Dr. Atkins

O Dr. Robert Atkins elaborou essa dieta, rica em proteínas, com base em seus experimentos para perda de peso. Em 1972 publicou o livro *A dieta revolucionária do Dr. Atkins*, que vendeu dezenas de milhões de exemplares. Em 2002, outro livro de sua autoria, *A nova dieta revolucionária do Dr. Atkins*, popularizou o programa ainda mais.

Década de 1980 Dieta de Pritikin

Criada pelo engenheiro americano Nathan Pritikin nos anos 1970, mas popularizada no início da década de 1980, a dieta foi um dos primeiros programas alimentares a destacar os benefícios para o coração, aconselhando o consumo de alimentos com pouca gordura, pouco sal e muitas fibras. Pritikin começou a se interessar por nutrição depois que recebeu, aos 41 anos, o diagnóstico de doença cardíaca avançada.

1997 Dieta do Tipo Sanguíneo

No livro *A Dieta do Tipo Sanguíneo*, o naturopata Peter D'Adamo alegou que as pessoas deveriam ingerir alimentos compatíveis com o próprio tipo sanguíneo. Apesar da falta de comprovação científica, a dieta logo se popularizou entre celebridades.

2000 Dieta Dukan

Pierre Dukan, um clínico geral francês, desenvolveu um programa alimentar para tratar pacientes obesos na década de 1970, mas foi somente em 2000, ao publicar seu livro na França, que sua dieta, rica em proteínas e pobre em carboidratos, se popularizou.

2013 Dieta dos 2 Dias

Também chamada de Dieta do Jejum, o programa envolve se alimentar normalmente por cinco dias e restringir o consumo de calorias durante dois dias não consecutivos por semana. É a mais nova tendência. Como muitas dietas modernas, esta promete reduzir o risco de câncer e de doenças cardíacas.

Detox

Um conjunto de dietas restritivas que pregam uma alimentação à base de frutas, legumes e verduras para eliminar as toxinas – e, junto com elas, a gordura.

Promessa de emagrecimento

Alega-se que as dietas Detox expulsam os venenos do organismo, eliminam a gordura em excesso, melhoram a digestão, limpam a pele, tonificam cabelos e unhas, fortalecem o sistema imunológico, acabam com a celulite e aumentam os níveis de energia.

A premissa da desintoxicação se baseia na antiga crença grega de que, para nos mantermos saudáveis, precisamos eliminar o "lixo tóxico" do organismo. Originalmente, havia também um elemento espiritual, além do jejum, que continua sendo praticado por pessoas de muitas crenças.

Nos últimos anos, a ideia de fazer a limpeza do organismo voltou a se popularizar. A palavra "detox", por exemplo, ganhou destaque no reino dos produtos saudáveis e foi incorporada a diversos programas de dieta.

Atualmente, há várias formas de desintoxicação, das dietas à base de suco às "purificações" diárias, passando pela desintoxicação com limão, muitas indicadas inclusive por celebridades.

Um dos programas de desintoxicação é a Dieta da Limonada (Master Cleanse). Ela orienta você a tomar uma mistura de água, limão, pimenta-de-caiena e xarope de bordo até seis vezes por dia durante 10 dias. No entanto, os médicos advertem que dietas de desintoxicação radicais como essa podem ser muito perigosas.

O programa alimentar

Cada um dos muitos livros que ensinam a dieta da desintoxicação apresenta um método próprio para limpar o organismo – um apela para os temperos, outro para a ingestão de purês de legumes, etc. –, mas a maioria se concentra no conceito de pouquíssimas calorias, basicamente na forma de líquidos. Essas dietas podem durar de um dia até um mês. Todas giram em torno da proibição de alguns alimentos, como os industrializados, e do consumo de uma lista extremamente restrita que inclui frutas, legumes e verduras.

Algumas dietas detox são ricas em fibras para auxiliar a limpeza do organismo e outras envolvem o jejum total por curtos períodos de tempo. Evitar cafeína e álcool e eliminar alimentos com potencial alergênico, como trigo e laticínios, são algumas regras comuns. Há ainda as que recomendam o uso de ervas e outros suplementos, bem como lavagens intestinais.

Em geral, as detox seguem três etapas básicas: primeiro, restringem a alimentação para eliminar todo o lixo do organismo; depois reintroduzem alimentos de origem vegetal; por último, ampliam o cardápio, incluindo uma variedade maior de alimentos, ainda muito saudáveis.

Exercícios

A maioria das dietas detox não recomenda a prática de atividades físicas a não ser a ioga, uma vez que o baixo consumo de calorias não fornece energia suficiente para fazer exercícios.

Como funciona

A desintoxicação se baseia no conceito de que o organismo precisa se livrar das "toxinas" indesejadas – substâncias prejudiciais à saúde que armazenam o excesso de gordura.

É claro que nosso organismo tem um sistema próprio de desintoxicação que inclui rins, fígado e até a pele. No entanto, os adeptos das dietas detox acreditam que existe uma sobrecarga de toxinas na alimentação moderna e no meio ambiente. Como nosso sistema evolutivo não consegue lidar com ela, essas toxinas se acumulam, causando distúrbios como ganho de peso, celulite, dor de cabeça e problemas de pele.

São poucos os registros científicos que sustentam essa teoria, mas o argumento inicial diz que, uma vez livre das toxinas, as funções orgânicas melhoram e o metabolismo funciona de forma mais eficiente, ajudando a eliminar os quilos em excesso.

EXEMPLO DE CARDÁPIO DIÁRIO	
Ao acordar	Água morna com gotas de suco de limão
Café da manhã	Mingau de aveia preparado com leite de amêndoas e frutas vermelhas; chá de ervas
Lanche	Maçã e um punhado de amêndoas
Almoço	Sopa de legumes com sementes de abóbora torradas (sem pão)
Lanche	Palitos de cenoura com homus (pasta de grão-de-bico)
Jantar	Peixe com legumes cozidos no vapor

Para quem é indicada?

Estilo de vida: Pessoas que exageram em datas festivas ou durante períodos de estresse no trabalho mas conseguem se concentrar na saúde nos intervalos entre eventos e compromissos sociais.

Personalidade: Indivíduos com muita concentração, que não se entediam com facilidade e precisam de estrutura. Pessoas extremamente determinadas, que não desistem rápido e seguem um plano até o fim.

Tipo físico: Para quem sofre de inchaço, a natureza rica em fibras das dietas detox pode ajudar a melhorar o sistema digestivo.

PRÓS	CONTRAS
• A desintoxicação não demora muito tempo para acontecer e os resultados são rápidos, o que pode aumentar a autoconfiança. • É comum ter menos vontade de ingerir açúcar e tomar café, além de se sentir satisfeito com porções menores. • As dietas detox estimulam bons hábitos alimentares, como consumir mais frutas, verduras e legumes, beber mais água e eliminar a cafeína, o álcool e os alimentos processados. Também faz com que você reflita acerca do que está comendo.	• As dietas detox podem levar à monotonia, e é preciso ter muita força de vontade para se manter fiel a elas. • Os programas que limitam demais as proteínas ou exigem jejum podem provocar fadiga. • Em muitos casos, são pobres em nutrientes, levando a deficiências e à baixa imunidade. • Comprar os sucos ou suplementos indicados pode sair caro e essas dietas dificultam a socialização, uma vez que poucos restaurantes e bares oferecem cardápios compatíveis. • Grande parte do peso eliminado no início será sob a forma de líquidos e poderá ser rapidamente recuperado assim que a dieta terminar.

Alguma preocupação com a saúde?

Muitos médicos afirmam que não há argumentos científicos que sustentem o sucesso das dietas detox. Segundo eles, o organismo é perfeitamente capaz de se livrar, por si só, das substâncias nocivas.

Quando você priva seu organismo de calorias, ele libera as cetonas, substâncias químicas que podem provocar náusea, desidratação, tontura e irritabilidade. Além disso, a contínua deficiência de proteínas faz com que o organismo decomponha os próprios músculos e pode comprometer o sistema imunológico.

Alimentos como trigo e laticínios, que costumam ser proibidos nessas dietas, são uma fonte importante de nutrientes, portanto torna-se potencialmente prejudicial excluí-los da alimentação. As pessoas que suspeitam de alergia a laticínios ou trigo devem buscar um diagnóstico adequado de um médico especializado.

Faz sentido, de fato, evitar a ingestão excessiva de cafeína, álcool e alimentos ricos em gordura e açúcar. No entanto, a desintoxicação é uma forma muito radical de lidar com a questão, e é impossível se manter desintoxicado por muito tempo. Uma abordagem melhor a longo prazo é seguir uma alimentação balanceada, que inclua cinco porções de frutas, verduras e legumes por dia, cereais integrais, carne magra, peixes e laticínios com pouca gordura.

Consulte seu médico antes de começar qualquer dieta, especialmente uma tão radical quanto um plano de desintoxicação, que pode causar mais problemas de saúde para pessoas com doenças preexistentes, como diabetes, e pode ser perigosa para gestantes e lactantes.

Para saber mais...

Leia: *Detox Yourself: Feel the Difference in 7 Days*, Jane Scrivner (Piatkus, 2007).

Dieta dos 2 Dias

Dieta da moda de 2013: faça jejum durante dois dias e coma o quiser nos outros cinco.

Promessa de emagrecimento

Emagreça aproximadamente 450 gramas (mulheres) ou 900 gramas (homens) por semana. Além disso, desfrute de uma série de benefícios à saúde, inclusive melhora da pressão arterial, dos níveis de colesterol e da sensibilidade à insulina.

Curiosamente, a popular Dieta dos 2 Dias foi desenvolvida por oncologistas que queriam ajudar seus pacientes a suportar os efeitos da quimioterapia. Quando o corpo sofre privação de comida, as células normais lutam pela sobrevivência, retardando seu ritmo de atividade e "hibernando". Isso significa que o jejum pode ajudar a proteger células saudáveis dos efeitos da quimioterapia, o que causa menos efeitos colaterais ao tratamento contra o câncer.

Em agosto de 2012, a Dieta dos 2 Dias ficou famosa depois de ter sido mencionada em um documentário da BBC chamado *Eat, Fast and Live Longer* (Coma, jejue e viva mais), do médico e jornalista Michael Mosley. Depois de apenas cinco semanas de dieta, Mosley emagreceu 6 quilos, reduziu a quantidade de gordura corporal em 25% e melhorou seus níveis de colesterol e açúcar.

Seu interesse pelo jejum intermitente era bem pessoal.

O pai de Mosley havia morrido aos 73 anos de complicações relacionadas ao diabetes tipo 2, doença associada ao sobrepeso. Assim, quando Michael soube que tinha pré-diabetes, experimentou várias dietas que aconselhavam o jejum intermitente, pois elas poderiam ter efeitos benéficos sobre os níveis de insulina. E descobriu que a abordagem da Dieta dos 2 Dias era a mais eficaz.

O programa alimentar

A premissa por trás da dieta é "jejuar", ou restringir rigidamente a ingestão de calorias, durante dois dias não consecutivos e comer normalmente nos outros cinco. No período de jejum, é preciso reduzir o consumo de calorias a um quarto do usual recomendado. Isso equivale a ingerir apenas 600 calorias, no caso dos homens, e 500, no caso das mulheres. O sucesso da dieta também depende da sua capacidade de não comer de forma exagerada nos dias de alimentação normal. Modere nas quantidades – até 2.000 calorias diárias para as mulheres e 2.500 para os homens –, mas não se prive de nada. Então, se quiser uma fatia de torta de sobremesa, vá em frente.

Exercícios

Quanto às atividades físicas, algumas variações da dieta aconselham seguir as recomendações da Organização Mundial da Saúde (OMS) nos dias em que não se está praticando o jejum: 30 minutos de atividade física. O próprio Michael Mosley, entretanto, defende a prática do treinamento de alta intensidade por breves períodos.

Como funciona

O raciocínio por trás da Dieta dos 2 Dias gira em torno dos efeitos do jejum nos níveis de um hormônio chamado IGF-1 (*insulin-like growth factor 1*, ou fator de crescimento semelhante à insulina tipo 1). Embora sejam essenciais no início da vida, quando é importante que as células novas se desenvolvam rapidamente, na vida adulta altos níveis de IGF-1 aumentam o risco de divisões celulares como as encontradas no câncer. Segundo essa teoria, restringir as calorias consumidas reduz os níveis sanguíneos de IGF-1, conferindo proteção contra algumas das principais doenças e, ao mesmo tempo, permitindo que você queime gordura num ritmo mais acelerado e regule melhor o nível de açúcar no sangue.

Reduzir bastante a ingestão de calorias também faz com que os órgãos trabalhem mais e com mais eficiência. Além disso, ao alternar os dias de jejum, você evita entrar no "modo fome" – algo que, acredita-se, levaria o corpo a armazenar mais gordura.

Algumas pesquisas sugerem que o corpo entra no modo de reparo quando não recebe comida, pois não precisa usar todas as suas energias no processo de digestão. Por um sistema de tentativa e erro, Mosley descobriu que jejuar dois dias por semana era tanto a abordagem mais factível quanto a que proporcionava os melhores resultados.

Publicado em 2013, *A Dieta dos 2 Dias* se tornou um best-seller de não ficção no Reino Unido, e a popularidade do método não demorou a se espalhar pela Europa até chegar aos Estados Unidos. Os defensores da dieta alegam que ela pode aumentar o tempo de vida e reduzir o risco de doenças como câncer e Alzheimer. Desde então, muitas celebridades revelaram ter se beneficiado da dieta.

EXEMPLO DE CARDÁPIO DIÁRIO

Dias de jejum

O limite de 500 ou 600 calorias requer pequenas porções. As bebidas permitidas são apenas água, café e chá verde.

Café da manhã	Smoothie de morango (com iogurte natural light e banana)
Almoço	(Pular esta refeição para ficar 8 horas em jejum)
Jantar	Tilápia ao forno temperada com ervas, acompanhada de ovo poché e brócolis cozidos no vapor

PRÓS	CONTRAS
• Como você está restringindo a ingestão de calorias em apenas dois dias na semana, poderá continuar saindo para comer e beber com os amigos nos outros cinco, inclusive nos sábados e domingos. • Nos dias sem jejum, nenhum alimento é proibido, por isso é mais fácil ter força de vontade para se manter fiel às restrições calóricas nos outros dias. • Não há por que se preocupar em gastar com produtos caros. Na verdade, suas compras de supermercado devem até ficar mais baratas, pois você vai comer menos em dois dias da semana.	• O jejum intermitente NÃO deve ser praticado por gestantes ou lactantes. • Algumas pessoas relataram dificuldade para dormir, irritabilidade e dor de cabeça. • É preciso pensar bem sobre o impacto do jejum na sua vida. Nos dias em que jejuar, você sentirá muita fome e terá menos energia. Talvez tenha dificuldade de realizar certas atividades. • Nos dias de jejum, é bem provável que você não obtenha as quantidades diárias recomendadas de muitos nutrientes vitais.

Para quem é indicada?

Estilo de vida: Pessoas que têm uma vida social intensa e não querem que uma dieta as impeça de desfrutar de almoços, jantares e viagens.

Personalidade: Pessoas que não têm força de vontade e que, no passado, lutaram para seguir dietas longas e rígidas. Pessoas curiosas em relação à nova dieta da moda e que gostam de seguir tendências.

Tipo físico: Pessoas que acumulam mais gordura dos quadris para baixo. A perda de peso alcançada com uma dieta de baixíssimas calorias e pouca gordura reduz a adiposidade na região do peito, dos ombros e dos braços, mas não na região dos quadris e dos glúteos. A dieta promete resultados nessas áreas problemáticas.

Alguma preocupação com a saúde?

Não existem indícios científicos sólidos que comprovem a contribuição da Dieta dos 2 Dias para o emagrecimento ou para a melhora da saúde a longo prazo. A maioria das pesquisas foi realizada apenas em camundongos.

Nos dias de jejum, como irá ingerir apenas um quarto das calorias necessárias, talvez você tenha hipoglicemia e, se não beber bastante água, pode ter prisão de ventre. Para compensar as vitaminas e os minerais insuficientes, você vai precisar consumir alimentos ricos em nutrientes nos outros dias.

É importante enfatizar que o jejum intermitente não é indicado a gestantes ou lactantes nem a indivíduos com problemas de saúde preexistentes, como diabetes, ou com histórico de transtornos alimentares. Antes de experimentar qualquer dieta, especialmente as que envolvem períodos de baixíssima ingestão de calorias, é importante consultar um médico.

Para saber mais...

Leia: *A Dieta dos 2 Dias – Fique mais magro e saudável com o método do jejum intermitente*, Michael Mosley e Mimi Spencer (Editora Sextante, 2013).

Dieta dos 17 Dias

Uma dieta rica em proteínas que promete resultados muito rápidos.

Promessa de emagrecimento

"Um plano simples que visa tanto a gordura abdominal quanto a gordura visceral [intra-abdominal] e produz resultados rápidos e duradouros, esta dieta promete a eliminação de mais de 5 quilos em apenas três semanas – tudo isso ativando o chamado 'gene da magreza'."

Dr. Mike Moreno

A Dieta dos 17 Dias foi criada pelo clínico geral Dr. Mike Moreno em San Diego, nos Estados Unidos. Com resultados rápidos, foi a maneira que ele encontrou de ajudar seus pacientes acima do peso a entrar em forma.

Com a publicação do livro homônimo em 2011, a dieta alcançou o resto do mundo. Mas, na verdade, ficou famosa pela internet: os adeptos que emagreceram seguindo o plano postaram vídeos no YouTube e depoimentos nas redes sociais. Ela ficou conhecida como a primeira dieta a se tornar realmente "viral" e chegou a aparecer entre os 20 termos mais procurados no Google durante várias semanas consecutivas.

O programa alimentar

A dieta do Dr. Mike Moreno permite grandes quantidades de fontes de proteína magra, como frango, peixe e carne vermelha magra. Inclui boas porções de legumes, verduras e frutas, sendo que as mais ricas em açúcar, como abacaxi, melancia e banana, devem ser evitadas. Ele recomenda também a substituição dos "maus" carboidratos, como pão branco, arroz branco e massas, por "bons" carboidratos, como verduras, legumes e grãos integrais.

Ao longo do plano, os seguidores são estimulados a controlar suas porções, não pular o café da manhã, comer muita salada, escolher substitutos saudáveis, ouvir os sinais de fome emitidos pelo corpo, mastigar devagar e beber muita água.

A dieta é dividida em quatro ciclos de 17 dias, que devem ser seguidos um de cada vez:

Primeiro Ciclo: Acelerar – Os seguidores devem renovar sua alimentação, livrando-se de fast-foods, açúcar e carboidratos brancos para promover o emagrecimento rápido. Segundo o Dr. Moreno, essa fase tem como objetivo melhorar a saúde digestiva, ajudar a eliminar o açúcar do sangue para queimar calorias e evitar o acúmulo de gordura.

Segundo Ciclo: Ativar – O metabolismo é reprogramado por meio de uma estratégia que envolve aumentar e em seguida reduzir o consumo calórico para estimular a queima de gordura e evitar a estagnação no processo de emagrecimento. Como no Primeiro Ciclo, o consumo de carboidratos depois das 14 horas é limitado. A ideia é alternar entre os dois primeiros ciclos até alcançar o peso desejado.

Terceiro Ciclo: Conquistar – A partir do momento em que você perder os quilos indesejados, poderá seguir um plano alimentar mais abragente, reintroduzindo os alimentos até então proibidos em porções módicas, assim como uma dose de bebida alcoólica por dia. O ritmo do emagrecimento deve diminuir – a não ser que você deixe o álcool de lado e/ou aumente a prática de exercícios aeróbicos.

Quarto Ciclo: Manter – É a fase da manutenção do peso. É permitido escolher até três refeições livres nos fins de semana.

Exercícios

A orientação é caminhar durante 17 minutos por dia durante os dois primeiros ciclos. Como nesse período a pessoa ainda está ingerindo uma quantidade limitada de calorias, esse tempo não deve ser ultrapassado. Nos últimos ciclos, deve-se aumentar o tempo de prática de exercícios para 150 a 300 minutos por semana para continuar emagrecendo.

Como funciona

De acordo com o Dr. Moreno, os quatro ciclos da dieta servem para "confundir" o metabolismo. Os períodos de 17 dias mantêm o metabolismo funcionando a todo vapor, fazendo com que você queime o máximo possível de gordura. Depois do 17º dia, o organismo começa a reconhecer a dieta e, como resultado, o metabolismo passa a ficar mais lento, daí a necessidade de mudar o ciclo.

Quando não permitem que o corpo se ajuste à nova alimentação e ao programa de exercícios, os seguidores da dieta evitam a estagnação do peso.

O Dr. Moreno defende seu plano das críticas às dietas radicais. "As dietas de emagrecimento rápido podem ser saudáveis se forem feitas de maneira adequada. Pesquisas recentes indicam que, quanto mais depressa você emagrece, mais tempo permanece sem os quilos a mais." Ele argumenta que a Dieta dos 17 Dias produz resultados rápidos ao oferecer um equilíbrio cuidadosamente balanceado de alimentos e exercícios, ajustando o organismo para queimar gordura, dia após dia.

EXEMPLO DE CARDÁPIO DIÁRIO
Amostra de um dia no Primeiro Ciclo
Proteína magra à vontade
Legumes e verduras sem amido à vontade
2 porções de frutas com baixo teor de açúcar
2 porções de probióticos (como iogurte light)
1 a 2 colheres de sopa de gorduras benéficas (gorduras monoinsaturadas que fazem bem ao coração, como azeite de oliva)
Chá verde
1,6 litro de água

Para quem é indicada?

Estilo de vida: Pessoas que dispõem de tempo para fazer compras e preparar os pratos com antecedência. Indivíduos que moram sozinhos ou que não se importam de cozinhar uma refeição diferente para outros membros da família. Pessoas que praticam atividades leves a moderadas, já que os primeiros estágios não permitem o consumo de calorias suficientes para praticar exercícios mais pesados.

Personalidade: Um "executor", que gosta de soluções práticas e resultados rápidos.

Tipo físico: Pessoas que acumulam gordura na região abdominal emagrecem primeiro nessa área.

Alguma preocupação com a saúde?

A dieta proíbe alguns grupos alimentares e, em muitos casos, é difícil compensar as calorias perdidas consumindo mais dos outros grupos. Sem qualquer item à base de cereais, sua dieta será pobre em fibras, o que pode provocar prisão de ventre.

Além disso, é bem provável que você recupere os quilos com a mesma rapidez que os perdeu – a menos que faça a dieta para sempre. Vale lembrar que, embora seguir a Dieta dos 17 Dias por pouco tempo possa dar o pontapé inicial no emagrecimento, permanecer nela indefinidamente significa deixar de ingerir alguns dos nutrientes necessários para se manter em forma e saudável.

PRÓS	CONTRAS
• Os resultados são rápidos. • Alternar os ciclos evita a monotonia. • A dieta pode ser o pontapé inicial em direção ao emagrecimento, colocando-o no caminho certo. • Você provavelmente comerá mais frutas, legumes e verduras, por isso seus níveis de antioxidantes que combatem doenças, como as vitaminas C e E, vão aumentar.	• Talvez você tenha que carregar o livro para saber quais alimentos pode consumir no ciclo em que estiver. • O total de calorias diárias indicado durante o Primeiro Ciclo é baixo para algumas pessoas, em especial as que são relativamente ativas. • Você consumirá apenas as hortaliças que o Dr. Moreno julga serem "pobres em açúcar", limitando bastante suas opções.

Para saber mais...

Leia: *A Dieta dos 17 Dias*, Mike Moreno (Editora Sextante, 2011).

Dieta dos Alimentos Crus

Se 75% da sua dieta for composta de frutas, legumes e verduras crus, você se sentirá mais saudável e mais magro.

Promessa de emagrecimento

Siga uma dieta composta principalmente de frutas, legumes e verduras crus, e você emagrecerá num ritmo incrível e desfrutará de uma saúde espetacular.

O médico suíço e inventor da granola Maximilian Bircher-Benner foi um dos primeiros a recomendar a ingestão de alimentos crus para melhorar a saúde e combater a obesidade, no início do século XX. Acreditando que maçãs cruas haviam curado sua icterícia, Bircher-Benner avaliou os efeitos de frutas, legumes e verduras crus e concluiu que esses alimentos podem curar várias doenças.

A Dieta dos Alimentos Crus se tornou mais popular em 1984, com a publicação de *Raw Energy: Eat Your Way to Radiant Health*, de Leslie e Susannah Kenton. O livro reuniu anos de pesquisa sobre os alimentos crus e citou populações que praticam a dieta. O povo de Hunza, no norte do Paquistão, por exemplo, segue um plano alimentar baseado em brotos e enriquecido com sementes que é associado à longa expectativa de vida local.

O livro recomenda uma dieta composta de 75% de alimentos crus para emagrecer, evitar doenças degenerativas, retardar os efeitos do envelhecimento e aumentar os níveis de energia.

Muitas celebridades revelaram ser adeptas da dieta, como as atrizes Demi Moore, Uma Thurman, Susan Sarandon e Cher.

O programa alimentar

Os adeptos do crudismo podem ser veganos, vegetarianos ou onívoros, contanto que a comida seja crua e, de preferência, orgânica. A carne deve ser derivada de animais criados soltos ou alimentados com pasto.

A Dieta dos Alimentos Crus é composta de frutas, legumes, verduras, nozes, sementes (inclusive as germinadas), ovos crus, peixe cru (como sashimi), carne crua (como carpaccio) e laticínios não pasteurizados (como leite cru, queijo de leite cru e iogurte de leite cru). Para que as enzimas sejam ativadas, nozes e sementes devem ficar de molho por pelo menos 12 horas antes de serem ingeridas.

É permitido consumir alimentos "ligeiramente cozidos", que requerem um equipamento especial de desidratação. Para preparar uma dieta variada com alimentos crus, você também precisará de um liquidificador, um processador de alimentos e uma centrífuga.

Café, álcool, açúcar refinado e cigarro devem ser evitados, assim como alimentos processados ou que contenham aditivos.

Exercícios

Caminhadas ao ar livre, ioga e meditação são as atividades recomendadas.

Como funciona

O crudismo defende que os alimentos em seu estado mais natural – crus e não processados – são melhores para o organismo, pois contêm enzimas naturais, como amilases, proteases e lipases, fundamentais para a boa digestão.

De acordo com os criadores da dieta, as altas temperaturas e o cozimento destroem essas enzimas e boa parte do conteúdo nutricional dos alimentos. Frutas, legumes e verduras crus também são ricos em antioxidantes, e, portanto, ajudariam a retardar os sinais de envelhecimento e teriam efeitos anticancerígenos.

Acredita-se que os alimentos crus contenham bactérias e microrganismos que fortalecem o sistema imunológico e melhoram a digestão, mantendo a saúde da flora intestinal. Por outro lado, os alimentos processados ou cozidos conteriam toxinas, que tanto engordam quanto causam doenças crônicas, e gorduras aquecidas, como óleos para fritura, que são considerados cancerígenos. Ainda não foi feito nenhum estudo conclusivo acerca de ambas as alegações.

EXEMPLO DE CARDÁPIO DIÁRIO	
Café da manhã	Smoothie preparado com 1 banana, mirtilos, morangos, 1 colher de sopa de manteiga de amendoim cru e leite de castanha-de-caju cru
Lanche	Salada de frutas diversas com amêndoas fatiadas e passas
Almoço	Sanduíche de homus de lentilha com brotos de alfafa, mix de verduras, abacate, tomate e cenoura ralada. O pão pode ser feito de trigo-sarraceno deixado de molho em água e sementes de girassol
Lanche	1 pera e 1 barrinha de cereais caseira, feita com damascos, passas e amêndoas cruas
Jantar	Espaguete de abobrinha crua ralada com molho pesto preparado com castanha--de-caju, alho, sumo de limão e folhas de manjericão. Salada de rúcula, espinafre, aipo, pepino e pimentão regada com azeite de oliva e sumo de limão

Sobremesa	Sorvete feito com abacate, sumo de lima-da-pérsia, xarope de agave e essência de baunilha

PRÓS	CONTRAS
• Como prioriza alimentos de origem vegetal, a dieta é rica em itens que contêm muitos nutrientes e fibras. • A dieta proíbe alimentos processados, eliminando gorduras saturadas, sal e açúcar. • Por fazer restrição a certos alimentos, você consumirá poucas calorias em qualquer dia, por isso acabará emagrecendo.	• Você perderá os benefícios de alguns alimentos ao consumi-los apenas crus. Ovos, por exemplo, são uma boa fonte de biotina, um nutriente importante para manter cabelos, pele e ossos saudáveis. Porém, ovos crus contêm a proteína avidina, que torna a biotina inativa. • Determinados alimentos ricos em nutrientes não podem ser consumidos crus, como feijão e lentilha. • A ideia de que cozinhar é "antinatural" provavelmente está errada. Os serem humanos cozinham os alimentos desde muito antes do surgimento da agricultura. • É mais difícil comer apenas alimentos crus no inverno. • É praticamente impossível comer fora de casa.

Para quem é indicada?

Estilo de vida: Pessoas que dispõem de bastante tempo livre para preparar alimentos crus e que não trabalham por muitas horas seguidas. É bastante útil ter uma horta no quintal de casa.

Personalidade: Indivíduos de espírito livre e que gostam de viver de maneira simples e orgânica. Indicada para aqueles que gostam de cultivar os próprios alimentos. Eles devem estar comprometidos e dispostos a abrir mão de seus alimentos preferidos para melhorar as condições de saúde.

Tipo físico: Pessoas com o corpo em forma de pera têm problemas com acúmulo de celulite nas coxas e no bumbum. Os adeptos do crudismo acreditam que uma dieta "livre de toxinas" e rica em antioxidantes pode reduzir a celulite.

Alguma preocupação com a saúde?

Ainda que possa ser saudável ingerir alimentos crus, não há argumentos científicos que comprovem que o crudismo seja sempre melhor. A ideia de que a cocção destrói as enzimas benéficas de legumes e verduras não se sustenta, porque o processo digestivo também as destrói. Pouquíssimas enzimas sobrevivem ao ácido clorídrico estomacal.

Algumas pesquisas demonstram que cozinhar determinados legumes, como a cenoura, quebra sua estrutura, facilitando a absorção dos nutrientes pelo organismo – principalmente se forem servidos com um pouco de azeite de oliva ou manteiga.

Os adeptos da Dieta dos Alimentos Crus, principalmente vegetarianos ou veganos, precisam garantir a ingestão adequada de vitamina B_{12}, cálcio, ferro e ômega-3, nutrientes mais facilmente encontrados em produtos de origem animal. Além disso, devem aumentar a ingestão de cálcio, uma vez que alimentos crus como nozes e grãos são ricos em aminoácidos que contêm enxofre. Caso haja redução no consumo de laticínios, você talvez precise complementar a dieta com fontes alternativas de cálcio, como folhas verde-escuras, sementes de gergelim e amêndoas.

A ingestão de carnes, peixes e laticínios crus também implica um risco mais elevado de intoxicação alimentar, já que são o cozimento e o processo de pasteurização que matam as bactérias mais perigosas. Portanto, esta dieta não deve ser seguida por gestantes, crianças ou outros grupos de risco.

Para saber mais...

Leia: *The Raw Food Detox Diet: The Five-step Plan for Vibrant Health and Maximum Weight Loss*, Natalia Rose (HarperCollins, 2006).

Dieta do Dr. Atkins

A Nova Dieta do Dr. Atkins é a versão mais sustentável da famosa dieta da proteína, que limita a ingestão de carboidratos.

Promessa de emagrecimento

"Esqueça a contagem de calorias. Veja a gordura sumir à medida que surge um corpo mais saudável e mais firme. Desfrute de mais energia e liberte-se de vários males, do diabetes às doenças cardíacas."

Dr. Robert Atkins

A Dieta do Dr. Atkins – pobre em carboidratos e rica em proteínas – foi criada na década de 1960 pelo médico Robert C. Atkins. Considerada controversa, permite alimentos muito gordurosos, como carne vermelha, manteiga e nata, e proíbe os considerados nutritivos, como pão integral.

A popularidade da dieta aumentou e diminuiu ao longo dos anos, mas, no início da década de 1990, o Dr. Atkins renovou o interesse pelo plano alimentar com a publicação de *A nova dieta revolucionária do Dr. Atkins*, que atingiu o grande público. De uma hora para a outra, parecia que todos seguiam a Dieta do Dr. Atkins. Na verdade, calcula-se hoje que impressionantes 20 milhões de pessoas no mundo inteiro colocaram esse programa em prática.

No entanto, uma das maiores críticas a ele permaneceu: a dificuldade em ingerir tão poucos carboidratos durante períodos prolongados. Robert Atkins morreu em 2003, mas três médicos – Eric Westman, Stephen Phinney e Jeff Volek – assumiram o desafio de tornar sua dieta mais sustentável. Em 2010, eles publicaram o livro *The New Atkins for a New You* (A Nova Dieta do

Dr. Atkins para um novo você), prometendo "todos os benefícios da dieta original de uma forma melhor e mais simples que pode ser adaptada às necessidades individuais e mantida pelo resto da vida".

O programa alimentar

A fase inicial da dieta restringe os carboidratos e tem como objetivo proporcionar a rápida perda de peso. Dura pelo menos duas semanas – dependendo de quanto se deseja emagrecer. Você faz três refeições diárias compostas de proteína, gordura e pouco carboidrato, que incluem carne, frutos do mar, ovos, queijo, algumas hortaliças, manteiga e óleos. A Fase 1 deve ajudá-lo a perder quase 7 quilos em duas semanas. Nas últimas fases esse ritmo cai e a perda passa a ser de 900 gramas a 1,3 quilo no mesmo período de tempo. Outros carboidratos, frutas, legumes e verduras são gradualmente reintroduzidos na dieta a fim de planejar a "ingestão ideal de carboidratos" para a manutenção do peso desejado.

Embora na Dieta do Dr. Atkins original fosse permitido ingerir a quantidade de proteínas que se desejasse, na Nova Dieta recomenda-se a ingestão de 115 a 175 gramas em cada refeição, o que está dentro da faixa saudável recomendada pelos especialistas. Não há contagem de calorias, mas é preciso fazer algumas contas, já que a quantidade de carboidratos consumidos deve ser exata.

Na nova versão, é permitido ingerir hortaliças desde o primeiro dia – de tal forma que vegetarianos e veganos podem seguir a dieta. Mas continua sendo proibido ingerir qualquer tipo de açúcar (até o do suco de fruta), além de alimentos feitos com farinha branca ou outros grãos refinados, como pão, arroz e massas. A dieta incentiva o consumo de duas xícaras de café por dia, pois a cafeína estimula moderadamente a queima de gordura. Assim que o peso for eliminado, você poderá reintroduzir os carboidratos lentamente – em uma ordem específica, um de cada vez –, até 95 gramas por dia, no máximo.

Exercícios

Se a prática de atividades físicas não era uma parte tão crucial da antiga versão, na Nova Dieta ela é bastante encorajada. O Dr. Atkins recomenda caminhar, andar de bicicleta ou até mesmo cuidar do jardim durante 20 minutos: "Qualquer coisa que faça você se movimentar e elevar sua frequência cardíaca."

Como funciona

O Dr. Atkins baseou sua dieta na hipótese de que uma alimentação rica em açúcar e carboidratos refinados eleva a produção de insulina, hormônio que estimula o armazenamento de calorias sob a forma de gordura e também pode ocasionar aumento da fome e ganho de peso. Assim, quando você faz uma refeição rica em carboidratos, o açúcar entra rapidamente na corrente sanguínea. Para evitar que o nível de açúcar no sangue fique alto demais, o organismo secreta insulina. Essa substância permite que o açúcar em excesso seja armazenado no fígado e nos músculos na forma de glicogênio, cujos estoques são rapidamente preenchidos. Portanto, qualquer açúcar adicional acaba sendo convertido em gordura pela insulina.

A Dieta do Dr. Atkins restringe rigidamente o consumo de carboidratos, o que, além de evitar a formação de mais gordura, também ajuda o corpo a queimar a gordura já existente. Como os carboidratos são nossa principal fonte de energia, restringi-los obriga o organismo a metabolizar a gordura para produzir energia, uma condição que Atkins chama de cetose dietética benigna. De acordo com o médico, os elevados níveis de proteína e gordura na dieta mantêm a sensação de saciedade e ajudam a controlar a vontade de ingerir determinados alimentos.

EXEMPLO DE CARDÁPIO DIÁRIO

Fase 1 da Nova Dieta do Dr. Atkins:

Café da manhã	2 ovos fritos, mais um abacate com molho salsa sem açúcar (à base de tomate e pimenta)
Lanche	Pepino fatiado e 2 fatias de queijo cheddar
Almoço	Uma lata de sardinha, salada verde com brócolis cozidos, cebolinha, 4 corações de alcachofra marinados e molho para salada
Lanche	Fatias de peru assado
Jantar	Hambúrguer (sem pão) com 1 colher de sopa de cebola salteada, 1 colher de sopa de cogumelos, 2 fatias de queijo cheddar e salada verde com molho

Para quem é indicada?

Estilo de vida: Pessoas que têm uma semana bem estruturada e não se deixam afetar pelos ataques de fome, e que, além disso, dispõem de tempo para preparar as próprias refeições e manter um registro de tudo o que comem.

Personalidade: Indivíduos superorganizados que gostam de planejar as refeições com antecedência e não têm dificuldade para manter um registro de tudo o que comem.

Tipo físico: Pessoas que têm o corpo em forma de maçã e armazenam gordura na cintura são mais propensas a ter elevados níveis de açúcar no sangue, portanto devem ficar de olho na ingestão de carboidratos.

PRÓS	CONTRAS
• A dieta pode estimular o emagrecimento rápido. • O consumo de grande quantidade de proteínas não deixará você sentir fome. • Existem mais de 50 estudos que destacam os resultados positivos do emagrecimento e outros benefícios saudáveis associados à Dieta do Dr. Atkins, como a redução do risco de doenças cardíacas e do diabetes.	• A dieta restringe o consumo de grupos alimentares importantes, como grãos, frutas e laticínios. • A dieta coloca o organismo no estado de cetose, o que pode provocar alguns efeitos colaterais, como dor de cabeça, mau hálito e prisão de ventre. • É uma dieta cara, já que se deve comer muita carne.

Alguma preocupação com a saúde?

A Dieta do Dr. Atkins original inquietava os cientistas em dois aspectos: o efeito sobre o colesterol a longo prazo e o aumento do risco de doença cardíaca por causa da alta ingestão de gordura saturada. A nova versão tenta contornar essas questões, recomendando proteínas com menos gorduras saturadas. Algumas pesquisas recentes sobre dietas com restrição de carboidratos indicam que elas, na verdade, podem ter um efeito positivo sobre os níveis de colesterol no sangue.

No entanto, a maioria dos especialistas defende que pessoas com problemas renais não devem seguir dietas ricas em proteínas. Além disso, a natureza restritiva das fases iniciais pode causar a perda de alguns nutrientes vitais. Por isso, mulheres grávidas ou lactantes, atletas e crianças são proibidos de fazer esta dieta.

Os alimentos à base de amido contribuem bastante para a ingestão de vitaminas, como as do complexo B, e sais minerais, como cálcio e ferro, portanto sua eliminação implica possíveis carências alimentares. A falta de fibras também não é benéfica para a saúde intestinal.

É importante notar que muitas pessoas que seguem esta dieta não costumam ingerir as cinco porções diárias de frutas, verduras e legumes recomendadas para que sejam reduzidas as chances de doenças cardíacas, AVCs e alguns tipos de câncer.

Para saber mais...

Leia: *The New Atkins for a New You*, Eric Westman, Stephen Phinney e Jeff Volek (Vermilion, 2010).

Dieta de Cambridge

Substitua alimentos sólidos por shakes e veja os quilos desaparecerem.

Promessa de emagrecimento
É segura, fácil e nutricionalmente balanceada, além de oferecer programas flexíveis que proporcionam resultados reais.

A Dieta de Cambridge se baseia na "substituição de refeições". Desenvolvida nos anos 1960 pelo Dr. Alan Howard, da Universidade de Cambridge, foi lançada nos Estados Unidos em 1980 e no Reino Unido em 1984.

Hoje ela é conhecida como Plano de Peso Cambridge: um programa à base de líquidos voltado inicialmente para pacientes com obesidade mórbida e baseado no modelo de dieta de baixíssimas calorias (*very low calorie diet* – VLCD, na sigla em inglês). Em essência, substitui os alimentos por shakes, sopas e barrinhas nutritivas, com poucas calorias. O plano alimentar dura até a pessoa atingir o peso desejado.

Para colocá-lo em prática, é preciso consultar um especialista nesta dieta. Com mais de 40 anos, o programa passou no teste do tempo e ainda tem seguidores leais, embora os críticos afirmem ser radical demais, podendo causar problemas de saúde.

O programa alimentar

O Plano de Peso Cambridge envolve comprar produtos que substituirão as refeições e seguir seis programas flexíveis, acrescentando mais calorias a cada dia, dependendo do peso inicial.

Há também um plano de controle do peso a longo prazo, para

que você não volte a ganhar os quilos perdidos. Barrinhas, sopas, caldos e shakes podem ser usados como fontes nutricionais, isoladas ou consumidas junto com refeições regulares de baixas calorias, mais uma vez dependendo do peso inicial.

Ao longo da dieta, você recebe conselho e apoio de profissionais treinados e compra os produtos específicos. Eles indicarão a etapa mais apropriada para começar, de acordo com seu peso e sua rotina de atividades físicas.

Dependendo do número de quilos que você deseja perder, a quantidade de calorias diárias permitida pode variar entre 400 e 1.500. Você pode substituir as refeições pelos produtos ou misturar as duas categorias. Na Etapa 1, por exemplo, você consumirá três ou quatro produtos substitutos e nenhum alimento "de verdade", totalizando cerca de 440 calorias diárias. Mas, ao chegar à Etapa 5, você poderá consumir 1.500 calorias por dia, o que costuma consistir em um produto diet mais as refeições (café da manhã, almoço, lanche e jantar) normais, porém saudáveis.

Exercícios

Como a ingestão de calorias é muito baixa, você não deve praticar atividades físicas na Etapa 1. Nas outras, exercícios de intensidade moderada são recomendados.

Como funciona

Como todas as VLCDs, a Dieta de Cambridge começa a funcionar a partir do momento em que o organismo entra em cetose – estágio temporário no qual você fica desnutrido e seu organismo tem que recorrer à gordura armazenada para sobreviver.

Depois disso, você começa a perder peso pelo simples fato de consumir bem menos calorias. Os substitutos contêm todos os nutrientes essenciais necessários, porém pouco calóricos, permitindo que você emagreça sem ter que pensar em comida. O processo de substituição elimina a necessidade de tomar decisões sobre alimentos, poupando-o de situações como comprar, cozinhar, definir horário das refeições e comer fora. Resultado: a ingestão de calorias é cuidadosamente controlada e você emagrece.

Para quem é indicada?

Estilo de vida: Pessoas muito ocupadas que não dispõem de tempo livre para planejar as próprias refeições ou não gostam que passar muito tempo na cozinha, o que costuma ser necessário na maioria das dietas.

Personalidade: Indivíduos com pouco autocontrole ou baixa motivação, que se beneficiariam do fato de alguém tomar as rédeas da situação e lhes dizer o que e quando comer.

Tipo físico: Pessoas com sobrepeso ou obesas. As dietas que recomendam substituir as refeições podem ser muito eficazes para quem tem problemas graves de peso, já tentou emagrecer com dietas tradicionais e não conseguiu.

Alguma preocupação com a saúde?

A restrição extrema de calorias é uma fonte constante de controvérsias. Já foi provado que dietas radicais como o Plano de Peso de Cambridge funcionam, sobretudo para quem está muito acima do peso. No entanto, se não forem cuidadosamente monitoradas, podem provocar efeitos colaterais negativos, como tontura, desmaio, náusea, irritabilidade, diarreia, fraqueza muscular, queda de cabelo e prisão de ventre.

As VLCDs devem ser feitas sempre sob a supervisão de um médico ou nutricionista, que também precisa examinar os adeptos e exigir seu acompanhamento durante todo o tratamento. Recomenda-se não praticar atividades físicas durante o período de baixíssimo consumo de calorias.

O efeito colateral grave mais comum das VLCDs é provavelmente a formação de cálculos biliares, que costumam aparecer em obesos e durante a fase de emagrecimento rápido. Talvez isso aconteça porque a ingestão restrita de alimentos reduz a capacidade da vesícula biliar de eliminar bile, levando à formação de cálculos.

Os programas de substituição de refeições podem não ajudar a criar um novo padrão de alimentação saudável que seja mantido a longo prazo.

PRÓS	CONTRAS
• Pode funcionar quando as outras dietas falharem. Muitas pessoas consideram impressionante o efeito da dieta depois de terem seguido outras durante anos, sem sucesso. • Os produtos que substituem as refeições são nutricionalmente balanceados, de modo que você irá ingerir todas as vitaminas e os sais minerais de que necessita, apesar de não serem provenientes de alimentos reais.	• Pode sair caro ter que comprar toda semana os produtos que substituem as refeições. • Entre os efeitos colaterais iniciais podem estar mau hálito, boca seca, cansaço, tontura, insônia, náusea e prisão de ventre, por causa da drástica redução do consumo de carboidratos e fibras.

PRÓS	CONTRAS
• Você tem um profissional especializado à disposição para lhe dar estímulo e conselhos.	• Emagrecer e voltar a engordar repetidamente – o famoso efeito sanfona – é um grande risco após dietas que recomendam a substituição de refeições. Depois de seguir o plano, algumas pessoas acabam retornando ao estilo de vida anterior e, com isso, o peso também volta ao original. • Trocar refeições normais por uma barra de cereais ou um shake pode levar à monotonia e ao isolamento social. Não é uma dieta à qual você se manterá fiel a longo prazo. • O profissional especializado que acompanha sua dieta está ali para lhe vender produtos.

Para saber mais...

Visite: www.cambridgeweightplan.com (em inglês).

Dieta Clean and Lean

Livre-se das porcarias e conquiste o corpo que você deseja.

Promessa de emagrecimento
Alcance seu "potencial genético individual máximo" e consiga o corpo que sempre almejou – sem contagem de calorias ou regras complicadas.

Há quase duas décadas, James Duigan saiu de Adelaide, na Austrália, e se mudou para Londres para estudar *fitness* e personal training. Quatro anos depois, conheceu a modelo e atriz Elle Macpherson, que lhe perguntou, na academia onde ele trabalhava, se aceitava ser seu personal trainer. "Trabalhamos corpo, atitude, equilíbrio, força e consistência", diz Elle no prefácio do best-seller de Duigan, *Clean & Lean Diet*, ao descrever seus exercícios. "A abordagem de James é clara e direta. Logo cheguei à minha melhor forma – física e mental."

De lá para cá, Duigan trabalhou com diversas celebridades e também montou a Bodyism, uma academia exclusiva em Kensington, Londres. Além disso, publicou outros livros baseados na sua teoria de "alimentos limpos".

O programa alimentar

A Dieta Clean and Lean ("limpo e enxuto") tem uma etapa inicial de 14 dias que consiste em três refeições diárias mais lanches, compostos basicamente de hortaliças e proteínas, como frango, peixes e ovos, e muito pouco – ou nenhum – carboidrato.

O objetivo é cortar tudo o que pode ser tóxico para o organismo. De acordo com James, os principais vilões são o que ele define como "porcarias": cafeína, açúcar refinado, álcool e alimentos processados. O consumo de trigo e produtos à base de trigo, como pães, massas e cereais, também deve ser limitado. Uma vez por semana, os seguidores da dieta podem comer o que quiserem, pois vão se alimentar corretamente nos outros dias.

A dieta consiste em alimentos "limpos": aqueles que não mudaram muito em relação ao seu estado natural (por exemplo, uma batata frita não se parece em nada com uma batata, mas uma batata assada, sim), não exigem temperos adicionais, não contêm conservantes, não contêm mais do que cinco ou seis ingredientes, não contêm substâncias desconhecidas ou com nomes impronunciáveis e não têm açúcar como um dos três principais componentes.

Você deve ingerir gordura boa todos os dias – gorduras benéficas para o coração, que podem ser encontradas em nozes, abacate, peixes gordurosos e alguns óleos. Por causa de seu alto teor de açúcar, as frutas são proibidas nas duas primeiras semanas. Quanto às bebidas, recomenda-se beber 2 a 3 litros de água filtrada por dia e permite-se o consumo de uma xícara de café ou chá orgânico. Os probióticos e prebióticos também estão incluídos na dieta, seja nos alimentos ou como suplementos.

Deve-se mastigar bem – uma refeição precisa durar pelo menos 20 minutos. Depois da fase inicial, o objetivo é adotar um regime alimentar sensato composto de alimentos "limpos".

Exercícios

Durante a dieta, os indivíduos devem praticar exercícios físicos por 8 minutos todos os dias, seguidos de, se tiverem tempo, 20 minutos de caminhada.

Como funciona

Duigan parte do pressuposto de que o estado natural do corpo é a magreza. Ele acredita que o organismo não se apega naturalmente à gordura: ela se fixa somente quando consumimos alimentos e bebidas industrializados, saturando o corpo de toxinas. Segundo Duigan, é a eles que a gordura se agarra.

Poucos são os indícios científicos que sustentam esse argumento, mas Duigan está convencido de que o organismo armazena as toxinas nas células de gordura e, a não ser que você as elimine, isso dificultará o emagrecimento. É por causa de toxinas como a cafeína, o açúcar refinado e o álcool que a maioria das dietas aparentemente não passa de perda de tempo. Se você segue uma dieta mas continua ingerindo os alimentos errados, cheios de toxinas, como balas e refrigerantes light, pode até emagrecer no início, mas as toxinas acabam voltando para seu sistema.

Por isso, assim que começa a fazer uma dieta, muitas vezes você se sente cansado, sem energia e com dor de cabeça. O organismo reage agarrando-se à gordura como forma de armazenar as toxinas. Então, se você está "sujo", sempre terá que lutar contra a balança, mas se ingerir alimentos "limpos", próximos ao seu estado natural, terá mais facilidade de emagrecer e não voltar a engordar.

Para quem é indicada?

Estilo de vida: Pessoas meticulosas e organizadas, que se dedicam a garantir que tudo, da casa aos fios de cabelo, esteja sempre arrumado. Também pode ajudar o fato de você ser adepto da medicina alternativa e acreditar que a ciência nem sempre tem todas as respostas.

Personalidade: Indivíduos que sentem dificuldade em elaborar um plano de dieta por conta própria, preferindo seguir métodos estabelecidos por terceiros, e apreciam o desafio de trabalhar com listas de alimentos permitidos e proibidos.

Tipo físico: Pessoas que acumulam gordura na região abdominal. O estresse provoca o armazenamento de gordura na cintura. Duigan acredita que as toxinas da alimentação aumentam o estresse. Por isso, ao eliminá-las, você perceberá que sua barriga diminuirá.

EXEMPLO DE CARDÁPIO DIÁRIO	
Café da manhã	1 ovo mexido, 50g de salmão defumado e 1 xícara de espinafre; 1 copo de água com limão ou lima
Lanche	6 nozes
Almoço	Omelete de espinafre (2 ovos) com uma fatia de peru ou salmão defumado e salada verde
Lanche	Legumes picados e 1 colher de sopa de homus (pasta de grão-de-bico)
Jantar	Kebabs de cordeiro com beterraba, espinafre, brócolis e pimentão cozidos

Alguma preocupação com a saúde?

De modo geral, trata-se de uma dieta bastante saudável, que restringe apenas o consumo de alimentos processados e é composta de grãos integrais, legumes e proteína magra. Por outro lado, proibir o consumo de frutas, que contêm vitaminas e antioxidantes que combatem doenças, mesmo que apenas nas duas primeiras semanas do plano, não é uma estratégia muito boa.

Além disso, não existem fundamentos científicos que sustentem a teoria de Duigan de que "a gordura se agarra às toxinas" e os alimentos "limpos" farão com que você emagreça mais rapidamente.

Você deverá emagrecer com a dieta, sim, mas porque reduzirá a quantidade total de calorias consumidas, eliminando os alimentos processados e calóricos. Por outro lado, como a dieta é muito rígida quanto ao consumo dos alimentos considerados impróprios, há uma boa chance de você sair dos trilhos ou voltar aos velhos hábitos alimentares assim que terminar a dieta.

PRÓS	CONTRAS
• A fase inicial dura pouco: apenas duas semanas. • É fácil encaixar no dia a dia os exercícios físicos de 8 minutos. Eles podem ser praticados em casa, não sendo preciso pagar uma academia. • Você tem direito a uma refeição livre semanal.	• Você precisará de tempo para seguir religiosamente a dieta, pois terá que comprar alimentos frescos. • Sai caro comer apenas alimentos orgânicos frescos. • A dieta é elaborada para carnívoros – vegetarianos não podem segui-la.

Para saber mais...

Leia: *Clean & Lean Diet*, James Duigan (Kyle Books, 2012).

Dieta Dukan

A resposta francesa e rica em proteínas à Dieta do Dr. Atkins que permite que você coma fora e emagreça.

Promessa de emagrecimento

"Um programa singular composto de quatro etapas. Associa duas etapas para perder aqueles quilos indesejados e duas etapas para não voltar a engordar."

Dr. Pierre Dukan

A dieta elaborada pelo médico francês Pierre Dukan assegura a perda de 4,5 quilos em apenas cinco dias e já ajudou mais de 4 milhões de mulheres a emagrecer em seu país de origem.

Mas ela só ganhou notoriedade internacional quando foi noticiado que Carole Middleton – sogra do príncipe William, da Inglaterra – seguiu esse programa rico em proteínas para garantir uma silhueta esguia no Casamento Real, em abril de 2011.

O Dr. Pierre Dukan criou a dieta da proteína na década de 1970, quando um paciente obeso lhe solicitou um regime que realmente funcionasse e incluísse uma única condição: que pudesse comer carne. O médico o orientou a comer apenas proteína e beber muita água e pediu que ele retornasse ao consultório em uma semana. Quando, cinco dias depois, o paciente voltou com 4,5 quilos a menos, Dukan soube que tinha acertado em alguma coisa.

O problema é que após o enorme sucesso vieram as críticas de que a dieta não era saudável. O Dr. Dukan acabou rompendo com a comunidade médica e deixou de ser membro da Ordre des Médecins – o Conselho de Medicina francês.

O programa alimentar

A Dieta Dukan é pobre em carboidratos e rica em proteínas. Não há limite à quantidade de comida a ser consumida, desde que você siga corretamente as regras. O médico recomenda que o adepto tome um complexo multivitamínico para que não haja deficiência de nutrientes importantes. Além disso, deve-se beber muita água e ingerir 1 a 3 colheres de sopa de farelo de aveia por dia a fim de combater a prisão de ventre e a fome.

1. Fase de Ataque

Para dar o pontapé inicial, você comerá apenas proteína por 2 a 7 dias. Os alimentos sugeridos são carne magra, peixes, ovos e laticínios light. Evite praticar atividades muito extenuantes.

2. Fase de Cruzeiro

É igual à anterior, mas também pode-se consumir uma quantidade ilimitada de hortaliças não amiláceas (sem amido) em dias alternados. Esta fase deve durar até que se alcance o peso desejado.

3. Fase de Consolidação

Ao chegar ao peso desejado, você pode reintroduzir alimentos como pães, massas, arroz, manteiga e óleos vegetais. Durante essa fase, não deve ocorrer perda de peso, apenas a manutenção. É permitida uma "comemoração" semanal composta de prato principal, sobremesa e uma taça de vinho.

4. Fase de Estabilização

Você pode comer o que quiser seis vezes por semana, desde que se mantenha fiel a três regras básicas: coma apenas proteína nas quintas-feiras pelo resto da vida, caminhe 20 minutos todos os dias e consuma 3 colheres de sopa de farelo de aveia por dia.

EXEMPLO DE CARDÁPIO DIÁRIO	
Café da manhã	1 ovo cozido acompanhado de 1 fatia de peru ou presunto magro; 1 iogurte desnatado
Almoço	Panqueca de farelo de aveia com salmão ou queijo cottage light
Jantar	Peixe assado ou filé de peito de frango grelhado com suco de limão e páprica

Exercícios

Recomenda-se uma caminhada de 20 a 30 minutos por dia.

Como funciona

O Dr. Dukan explica que a dieta é rica em proteínas porque elas são relativamente menos calóricas do que as gorduras e os carboidratos. E, por causa de sua estrutura complexa, é mais difícil para o organismo digeri-las. Resultado: ao processar as proteínas, você queima mais calorias do que o faria com qualquer outro alimento, e isso torna o emagrecimento inevitável e rápido.

Segundo ele, comer muito pouco prejudica o metabolismo, por isso tantas dietas falham a longo prazo e as pessoas acabam recuperando o peso perdido. "É uma tática de sobrevivência", afirma o médico. "Se você pular refeições, na próxima vez que comer seu organismo se transformará numa esponja, absorvendo o total de calorias em vez de apenas 70%."

É por isso que na fase final ocorre uma transição entre a dieta restritiva e a alimentação normal que, segundo o Dr. Dukan, manterá a pessoa magra para o resto da vida.

PRÓS	CONTRAS
• O emagrecimento rápido é uma ótima fonte de motivação. • Não é preciso pesar os alimentos nem contar calorias. Além de ingerir apenas alimentos com pouca gordura, pouco sal e ricos em proteínas, não há restrição da quantidade de comida durante as duas primeiras semanas. • Você pode comer fora. Basta escolher um prato simples de carne ou peixe e não pedir sobremesa.	• As primeiras fases são mais restritivas que a Dieta do Dr. Atkins. • A dieta não é adequada aos vegetarianos. • No início, você pode sofrer efeitos colaterais como mau hálito, boca seca, cansaço, tontura, insônia e náusea por causa da falta de carboidratos. • A falta de grãos integrais, frutas, verduras e legumes nas fases iniciais da dieta pode provocar prisão de ventre. • A dieta não determina o tamanho das porções, e, para perder peso, você precisa ingerir menos calorias do que queima. • Comer só proteína nas quintas-feiras pelo resto da vida pode tornar complicado marcar qualquer compromisso nesse dia da semana.

Para quem é indicada?

Estilo de vida: Pessoas ocupadas, sociáveis, que saem muito para comer fora e desejam resultados rápidos.

Personalidade: Indivíduos que gostam de seguir regras. É uma dieta muito rigorosa e prescritiva. Também agrada a carnívoros fervorosos.

Tipo físico: Pessoas que acumulam gordura na região abdominal. Uma dieta pobre em carboidratos ajuda a eliminar a gordura nessa área.

Alguma preocupação com a saúde?

Em 2012, a Dieta Dukan foi considerada a pior dieta da moda pela British Dietetic Association. Isso porque ela não é um programa nutricionalmente balanceado e não segue as orientações gerais alimentares que devem ser seguidas para se ter uma vida saudável.

Nas primeiras fases, por exemplo, a dieta deixa de fora nutrientes importantes, como cálcio e vitamina D, e antioxidantes de frutas e grãos integrais. Além disso, não há muita variedade de alimentos ricos em fibras.

A maioria dos especialistas em saúde não recomenda o consumo diário de farelo de aveia, pois contém fitatos, componentes naturais que podem se ligar a minerais como ferro e zinco e reduzir sua absorção. Há maneiras mais saudáveis de ingerir fibras – por meio de frutas, legumes e verduras, por exemplo.

Para saber mais...

Leia: *Eu não consigo emagrecer*, Pierre Dukan (BestSeller, 2012).

Dieta do Grapefruit

Uma das primeiras dietas da moda, baseada na crença de que comer essa fruta com a maior frequência possível queima gordura.

Promessa de emagrecimento
Perca 4,5 quilos em apenas 10 a 12 dias.

A Dieta do Grapefruit (ou Dieta da Toranja) existe desde a década de 1930, quando era tão popular entre as aspirantes a atriz de cinema que era conhecida como Dieta de Hollywood. Ficou mais famosa à medida que os fãs foram seguindo os passos de seus ídolos e começando a emagrecer com ela.

O plano reapareceu muito mais tarde, durante os anos 1970, quando seus seguidores foram repassando as instruções da dieta, alegando que o grapefruit possuía um efeito milagroso, pois tinha a capacidade de derreter a gordura.

Na década de 1980, passou a ser conhecida por seu efeito: "10 days 10-pounds-off Diet" (Menos 4,5 quilos em 10 dias). Resultado: para muitas mulheres daquela época, emagrecer significava se empanturrar de grapefruit.

O potencial da fruta cítrica voltou à tona graças a um estudo realizado em 2003 pela Scripps Clinic, na Califórnia. Os pesquisadores mediram sua eficácia no tratamento da resistência à insulina e no emagrecimento de pacientes com sobrepeso que não estavam fazendo dieta.

O estudo teve uma divulgação considerável e reacendeu o interesse por incorporar o grapefruit às dietas. A fruta foi consumida *in natura* e em forma de cápsulas – o que incitou a produção de pílulas “milagrosas” para emagrecimento, vendidas sem receita, contendo extrato de grapefruit.

O programa alimentar

As primeiras versões da Dieta do Grapefruit duravam sete dias e permitiam a ingestão de pouquíssimas calorias: em cada refeição, os seguidores consumiam pouco mais que café preto e metade de um grapefruit, além de pequenas quantidades de salada e carne magra.

Na década de 1970, a Dieta do Grapefruit se tornou rica em proteína e passou a incluir a ingestão de metade de um grapefruit antes de cada refeição e o consumo de apenas 800 calorias por dia durante 10 a 12 dias. Depois de dois dias de folga, o programa era repetido até que a meta de peso fosse alcançada.

Na verdade, a dieta é pobre em calorias e carboidratos, além de proibir açúcar, frutas, verduras e legumes doces (como inhame e batata-doce), pães, café, grãos e cereais. Estimula o consumo de carne, ovos e outros alimentos ricos em gordura e proteína. A comida pode ser preparada usando qualquer método de cozimento desejado, inclusive fritura.

Exercícios

As atividades físicas não são recomendadas por causa do consumo de pouquíssimas calorias.

Como funciona

A ideia por trás da dieta é que, quando o grapefruit é consumido antes das refeições, uma enzima especial contida nele transforma o corpo numa máquina de queimar gordura, principalmente se você comer alimentos ricos em gordura e proteína junto com a fruta.

Os pesquisadores do estudo mais recente da Scripps Clinic acreditam que a fruta contém compostos vegetais únicos que reduzem os níveis de insulina, o que, por sua vez, promove o emagrecimento. Mas ainda não descobriram por que isso acontece.

Níveis elevados de insulina podem indicar que o açúcar não está sendo utilizado com eficiência para gerar energia e que provavelmente será armazenado sob a forma de gordura. As pessoas nesse caso também sentem mais fome, o que as leva a comer mais. Para completar, a insulina em excesso evita que o organismo decomponha gordura. Porém, o componente do grapefruit que exerce esse importantíssimo efeito redutor da insulina ainda não foi isolado.

EXEMPLO DE CARDÁPIO DIÁRIO	
Café da manhã	½ grapefruit, 2 fatias de bacon, 2 ovos cozidos; café preto ou chá (sem açúcar)
Almoço	½ grapefruit, salada pequena com molho light, 1 filé de peito de frango; café preto ou chá (sem açúcar)
Jantar	½ grapefruit, salada com molho light, 225g de filé de peito de frango, carne ou peixe magros; café preto ou chá (sem açúcar)

Para quem é indicada?

Estilo de vida: Pessoas com uma rotina mais tranquila, que não será prejudicada pela fraqueza do organismo.

Personalidade: Indivíduos que gostam de seguir regras com afinco e não desistem facilmente, mas desejam resultados rápidos.

Tipo físico: Pessoas corpulentas. A dieta não inclui exercícios, portanto não ajuda a tonificar os músculos nem enfoca uma área específica. Todo o corpo emagrece.

PRÓS	CONTRAS
• Comer metade de um grapefruit antes das refeições garante que você consuma menos calorias durante o café da manhã, o almoço e o jantar. • O grapefruit tem pouquíssimas calorias (66 a 84 calorias por porção), muita vitamina C e fibras. • Como o consumo de calorias diárias é muito baixo – de 800 a 1.000, na maioria das versões –, o emagrecimento é quase garantido.	• Os resultados parecem não durar muito tempo. Como acontece nas dietas radicais, o que mais se perde é líquido. Além disso, como não ocorre uma mudança de hábitos alimentares a longo prazo, há uma boa chance de se recuperar o peso. • A dieta não permite o consumo de calorias suficientes para suprir as necessidades diárias de energia, até mesmo num adulto moderadamente ativo, e tem baixo valor nutricional. • A pouca variedade de alimentos permitidos pode fazer você se sentir entediado e ficar com vontade de comer algo mais interessante.

Alguma preocupação com a saúde?

Especialistas afirmam que todas as versões da Dieta do Grapefruit contêm muito poucas calorias para propiciar o emagrecimento saudável e duradouro, além de carecer de fibras e nutrientes essenciais. Até mesmo o pesquisador que elaborou e conduziu o experimento da Scripps Clinic fez advertências em relação à dieta.

Mesmo com a conclusão do estudo, ainda não há um embasamento científico que comprove as propriedades especiais do grapefruit para a queima de gordura. Para a maioria dos especialistas em nutrição, apenas um estudo não é suficiente para atribuir a uma fruta poderes mágicos para o emagrecimento.

O efeito inicial dessa dieta se deve unicamente à eliminação do estoque de carboidratos, à perda de líquido e à inevitável redução do consumo de calorias. A Dieta do Grapefruit não permite que sejam realizadas mudanças na alimentação a longo prazo, por isso o peso pode ser facilmente recuperado.

De acordo com pesquisas recentes, a Dieta do Grapefruit também pode ser prejudicial à saúde caso você tome medicamentos como estatinas, que baixam o colesterol e interagem com a fruta. Consulte sempre seu médico antes de começar qualquer dieta de baixíssimas calorias.

Para saber mais...

Leia: *The Grapefruit Solution: Lower Your Cholesterol, Lose Weight and Achieve Optimal Health with Nature's Wonder Fruit*, Daryl Thompson e M. Joseph Ahrens (LINX Corp, 2004).

Dieta de Hay

Não coma proteínas e carboidratos ao mesmo tempo e você ficará magro para sempre.

Promessa de emagrecimento
Desenvolva a capacidade natural do organismo de digerir os alimentos, o que ajuda a emagrecer e a melhorar problemas de saúde como a síndrome do intestino irritável.

A Dieta de Hay foi criada na década de 1920 pelo médico nova-iorquino William Howard Hay, que tentava melhorar sua saúde depois de receber o diagnóstico de doença nos rins, hipertensão arterial e dilatação cardíaca. Com a dieta, ele observou o enfraquecimento dos sintomas e perda de peso.

Hay passou a década seguinte estudando os alimentos com o intuito de reduzir o "produto final" ácido da digestão, o qual ele acreditava ser a causa de muitos problemas de saúde. Descobriu que frutas, legumes e verduras geram um produto final alcalino após sua quebra no estômago. Já os alimentos industrializados produzem ácido.

Então ele inventou o conceito de combinação de alimentos com a intenção de evitar a indesejável digestão ácida. O resultado foi a Dieta de Hay, cuja popularidade se reacendeu nos últimos anos depois que várias celebridades se declararam suas fãs.

O programa alimentar

A regra principal é que nenhuma refeição deve juntar proteínas e carboidratos. Os alimentos também são agrupados como alcalinos ou ácidos, e os dois não devem ser combinados.

O uso desses termos não reflete exatamente o pH dos alimentos: os ácidos tendem a ser ricos em proteínas, como carnes, peixes e laticínios, enquanto os alcalinos são ricos em carboidratos, como arroz, grãos e tubérculos.

Para o Dr. Hay, a refeição ideal deve consistir em alimentos das duas categorias na proporção aproximada de 4:1 em favor dos alcalinos. Das três refeições diárias, a primeira deve conter apenas alimentos alcalinos; a segunda, proteínas acompanhadas de verduras, legumes e frutas; e a terceira, carboidratos com amido acompanhados de verduras, legumes e frutas doces. O intervalo entre as refeições deve ser de quatro horas a quatro horas e meia.

Legumes, verduras e frutas compõem a maior parte da dieta. Proteínas, amidos e gorduras devem ser ingeridos em pequenas quantidades. Todos os alimentos refinados e industrializados são eliminados e apenas grãos integrais e amidos não processados entram no plano.

Exercícios

Segundo o Dr. Hay, a prática de exercícios físicos não é a solução para o emagrecimento nem para a digestão saudável. Hay chamou atenção para os fazendeiros de sua época: ainda que fisicamente ativos, eram diagnosticados com as mesmas doenças que os sedentários.

Como funciona

A crença central do Dr. Hay, que até hoje não tem o aval da ciência, é que algumas doenças se desenvolvem porque as substâncias químicas no organismo da pessoa estão em desequilíbrio como resultado direto dos ácidos produzidos durante a digestão.

O Dr. Hay acreditava que isso criava uma deficiência de substâncias alcalinas necessárias, gerando problemas de saúde como indigestão e obesidade. Para reduzir esses "produtos finais" ácidos, ele recomendava evitar comer quantidades excessivas de carnes e carboidratos refinados e não combinar alimentos incompatíveis.

Por exemplo, segundo Hay, "os carboidratos exigem condições alcalinas para que sua digestão seja completa, portanto não devem ser combinados com ácidos de qualquer tipo, como frutas azedas, porque o ácido vai neutralizar o alcalino. Tampouco devem ser combinados com proteínas, pois estes alimentos estimularão demais o ácido clorídrico durante sua digestão no estômago".

Segundo ele, se você seguisse as regras da combinação de alimentos e evitasse ingerir proteínas e carboidratos juntos, o estômago conseguiria digerir tudo mais facilmente, evitando o ganho de peso e outros problemas de saúde.

EXEMPLO DE CARDÁPIO DIÁRIO	
Café da manhã	Suco de laranja e leite
Almoço	Sopa de tomate, cebola assada, salada de tomate e pepino com molho de maionese; damascos de sobremesa
Jantar	Peixe ou carne grelhada, chicória e cenoura cozidas no vapor, salada de repolho, cebola e rabanete com maionese; *sorbet* de limão de sobremesa

PRÓS	CONTRAS
• Não é necessário que você deixe de comer seus alimentos preferidos – basta apenas atentar para quando e como consumi-los. • Você não precisa passar fome para obter resultados. Os seguidores da Dieta de Hay dizem que até comem mais e ainda assim emagrecem. • É provável que você aumente a ingestão de grãos integrais, frutas, verduras e legumes.	• É quase impossível deixar de combinar carboidratos e proteínas, já que a maioria dos alimentos contém um pouco de ambos. • A teoria de Hay não tem o apoio da comunidade científica. • Você pode sentir vontade de comer carboidratos depois de refeições com proteína, o que tornará mais difícil se manter fiel à dieta. • Comer fora e fazer refeições em família são situações extremamente problemáticas para os seguidores desse plano.

Para quem é indicada?

Estilo de vida: Pessoas que gostam de criar novos pratos, e que dispõem de tempo para isso.

Personalidade: Indivíduos que têm prazer em planejar e ponderar sobre o conteúdo de cada refeição. E que gostam de tudo em ordem, nos seus devidos lugares.

Tipo físico: Pessoas curvilíneas. A dieta foi criada na década de 1920 para deixar as mulheres mais magras, com a silhueta mais estreita e o busto pequeno.

Alguma preocupação com a saúde?

A teoria de que carboidratos e proteínas devem ser ingeridos separadamente para propiciar uma melhor digestão é considerada infundada pela maior parte dos nutricionistas.

Eles afirmam que o Dr. Hay convenientemente ignora o fato de que todos os alimentos ricos em carboidratos contêm quantidades significativas de proteína. Além disso, comer a proteína separada do carboidrato faz com que o organismo a queime como fonte de energia, e não construa músculos.

Também não há argumentos científicos que sugiram que faça mal para a saúde digerir grupos diferentes de alimentos ao mesmo tempo. O organismo tem diversas enzimas digestivas, como a amilase para os carboidratos (na boca) e as peptinas para a proteína (no estômago). Uma enzima não interfere na outra, exceto em casos específicos. Portanto, não existem indícios de que consumir carboidratos e proteínas separadamente tenha qualquer efeito no emagrecimento.

Dito isso, se você conseguir separar os grupos de alimentos como sugere o Dr. Hay, provavelmente vai consumir menos calorias ao todo, pois não se trata de uma prática fácil de seguir.

Para saber mais...

Leia: *A combinação dos alimentos*, Doris Grant e Jean Joice (Ground, 1994).

Dieta da Hipnose

Com a ajuda da hipnoterapia, você pode literalmente pensar em si mesmo magro.

Promessa de emagrecimento

Reprograme sua mente para apreciar alimentos benéficos e fazer escolhas mais saudáveis. Você alcançará e manterá o peso almejado sem fome, culpa ou estresse.

O uso da hipnose com propósitos terapêuticos remonta ao Antigo Egito. Mas foi no século XX que os mundos da psicologia e da hipnose se cruzaram com o objetivo de criar a hipnoterapia: tratamento usado para penetrar no subconsciente e causar mudanças em pensamentos e comportamentos associativos. Não levou muito tempo para que seus defensores sugerissem a hipnoterapia como meio de alterar os maus hábitos alimentares de uma pessoa.

Em 1999, o *British Medical Journal* publicou um artigo sobre as pesquisas em andamento na época que informava: "Uma análise sistemática revelou que a hipnose aumenta os efeitos da terapia comportamental cognitiva para problemas como fobia, obesidade e ansiedade."

A Dieta da Hipnose talvez tenha ganhado sua maior porta-voz em 2009, quando a cantora Lily Allen declarou que o programa a ajudara a reduzir seu manequim de 44 para 38. Segundo ela, o segredo para o emagrecimento foi o fato de ter tido sua mente reprogramada por Susan Hepburn, uma hipnoterapeuta de Londres que a encorajou a se exercitar mais e eliminar a vontade de comer alimentos engordativos.

O programa alimentar

Embora não seja exatamente uma dieta, a Dieta da Hipnose é um meio de estimular a mente a fazer escolhas mais saudáveis. O hipnoterapeuta deve pedir que você mantenha um diário para anotar tudo o que come. Assim você poderá identificar os motivos pelos quais come quando não está com fome: é tédio, estresse ou tristeza que o faz atacar o pote de biscoito?

A partir do momento em que detectar os gatilhos emocionais que o fazem se voltar para a comida, o próximo passo é tentar melhorar seus hábitos alimentares. O objetivo é substituir o comportamento que o leva a engordar por um mais saudável que o ajude a emagrecer.

Com o poder da sugestão, o hipnoterapeuta fará com que você aprenda a comer apenas quando o organismo necessitar; a desejar alimentos saudáveis; a parar quando estiver satisfeito; a comer lenta e atentamente; e a introduzir os exercícios físicos na sua rotina. Durante as sessões, o terapeuta pedirá que você se visualize magro e se concentre nesse objetivo. Para dar resultado, são necessárias várias sessões.

Exercícios

Assim como a Dieta da Hipnose pode reprogramar sua mente para que faça escolhas alimentares mais saudáveis, também consegue ajudá-lo a melhorar o estilo de vida, criando, por exemplo, associações mais positivas com atividades físicas e aumentando sua motivação para a prática delas.

Como funciona

Dizem que a hipnose funciona porque, nesse estado, você está focado e calmo, e seu subconsciente fica mais receptivo a ideias e sugestões. A terapia, portanto, é baseada no princípio da "mudança comportamental pelo reforço positivo". Em vez de dizer a si mesmo que "não" tem permissão para comer, você ensina seu subconsciente a ansiar por exercícios e alimentos saudáveis.

Susan Hepburn explica: "Quando se está no estado de relaxamento profundo (hipnose), é possível ignorar a mente consciente e alcançar o subconsciente mais 'sugestionável'. Essa parte da mente guarda os hábitos, as crenças e os impulsos mais enraizados, que enfraquecem nossas melhores intenções. É como apagar arquivos indesejados do computador. Primeiro, você remove do subconsciente as associações emocionais que o fazem comer quando não tem fome. Depois reprograma sua mente com atitudes saudáveis e positivas em relação a alimentos e exercícios."

A Dieta da Hipnose também o incentiva a comer de forma consciente: saborear os alimentos, apreciando e tirando o máximo desse momento, para que você saiba o que está ingerindo e, consequentemente, faça escolhas mais saudáveis.

Para quem é indicada?

Estilo de vida: Pessoas ocupadas, que estão sempre realizando um monte de tarefas simultaneamente e não têm tempo disponível para planejar o que comer; pessoas que tendem a comer "porcarias" sem pensar.

Personalidade: Indivíduos facilmente influenciáveis e com pouca força de vontade, incapazes de lidar com os maus hábitos alimentares – do tipo que recorrem ao chocolate como forma de consolo ou aos fast-foods depois de um dia estressante no trabalho; pessoas que não conseguem seguir as regras de uma dieta e sofrem com o efeito sanfona.

Tipo físico: Pessoas com sobrepeso que desejam perder pelo menos 13 quilos.

PRÓS	CONTRAS
• Supostamente independe de força de vontade. • Você não sentirá fome. • Você não sentirá vontade de comer "porcarias", pois a Dieta da Hipnose visa quebrar a forte influência que os alimentos não saudáveis têm sobre você. • Ao contrário de planos que duram determinado tempo e depois o deixam livre para retornar aos antigos hábitos alimentares, a Dieta da Hipnose muda seu comportamento para o resto da vida.	• Embora pareça ser muito fácil, a hipnoterapia por si só não o ajudará a perder peso se você não estiver preparado para efetuar mudanças no estilo de vida. • A dieta não sugere nenhum plano alimentar, por isso não é ideal para quem precisa de orientação. • Embora a hipnose seja uma prática antiga, a técnica voltada para o emagrecimento é relativamente nova, portanto não se sabe muito sobre sua taxa de sucesso a longo prazo.

Alguma preocupação com a saúde?

A Dieta da Hipnose ainda é considerada uma terapia bastante controvertida, pois muitos profissionais de saúde contestam sua eficácia. Entretanto, a hipnoterapia é endossada pelo National Health Service do Reino Unido como medicina alternativa e complementar ao tratamento da obesidade.

Se você tem problemas de saúde, físicos ou mentais, converse com seu médico antes e certifique-se de que seu hipnoterapeuta tem o treinamento adequado para a sua situação. Os resultados costumam depender do terapeuta escolhido e da relação com ele.

É importante também que haja aconselhamento nutricional enquanto você estiver hipnotizado. Em outras palavras, pergunte antes o que o hipnoterapeuta pensa sobre alimentação saudável. Verifique todas as credencias terapêuticas dele e assegure-se de que ele pertence a uma associação profissional séria. O melhor é que o hipnoterapeuta tenha sido recomendado por um amigo de confiança.

Para saber mais...

Leia: *Hypnodiet: Lose Weight, Feel Fabulous – The Stress-Free Way,* Susan Hepburn (Piatkus, 2010).

Dieta do Índice Glicêmico

Troque os carboidratos simples pelos complexos e elimine o açúcar – é simples!

Promessa de emagrecimento

"Teoricamente, você pode perder até 5 quilos em um mês. Mas recomendo emagrecer mais lentamente – cerca de 500 gramas por semana. Além de ajudar a perder peso, esta dieta evita doenças cardiovasculares e AVCs."

Rick Gallop

Antes de 1994, todos os pacientes diagnosticados com diabetes eram instruídos a evitar alimentos com açúcar por causa do aumento dos níveis de glicose no sangue. Ao mesmo tempo, dizia-se que não precisavam se preocupar com a ingestão de carboidratos, como pães, pois acreditava-se que essas substâncias liberam a glicose mais lentamente no sangue e, portanto, não interferem no controle da glicose sanguínea.

Mesmo seguindo cuidadosamente essas orientações, nem sempre os pacientes conseguiam manter a glicemia sob controle.

O professor de nutrição David Jenkins, da Universidade de Toronto, no Canadá, decidiu investigar por que isso acontecia. Ele concluiu que o pão branco eleva mais a glicose do que o sorvete. Em seguida, os cientistas testaram todos os alimentos que contêm carboidratos e compilaram a Tabela do Índice Glicêmico (IG), que expõe como diferentes carboidratos afetam os níveis de glicose no sangue – um impacto que pode variar drasticamente.

Mais tarde, a Tabela do IG foi usada para desenvolver uma bem-sucedida linha de livros de dieta, baseados na ingestão de alimentos com baixo IG, de autoria de Rick Gallop, ex-presidente da Heart and Stroke Foundation de Ontario. Seu primeiro livro, *A Dieta do Índice Glicêmico*, publicado em 2003, transformou a teoria numa dieta bem fácil de seguir. Entrou para a lista dos mais vendidos do *The New York Times* e vendeu mais de 2 milhões de exemplares. Desde então, foram criadas várias dietas que seguem o mesmo pressuposto.

O programa alimentar

Deve-se comer apenas carboidratos com baixo IG, como pão integral e massa feita com farinha de trigo integral, e evitar alimentos com alto IG, como batata, arroz branco, farinha branca, grãos refinados e produtos açucarados.

Na Dieta do Índice Glicêmico, Gallop agrupa os alimentos em três categorias às quais se atribui uma cor: os da categoria vermelha contêm alto IG e devem ser evitados; os da categoria amarela podem ser consumidos com moderação; e os da categoria verde contêm baixo IG e podem ser consumidos à vontade.

O plano alimentar também promove uma relação saudável entre carboidratos, proteínas magras e gorduras saudáveis. A regra de ouro é não ficar com fome. É importante que o sistema digestivo se mantenha ativo, ou seja, você deve comer de três em três horas.

A dieta começa com uma fase que exclui leguminosas e grãos e depois passa ao estágio de manutenção, menos rígido. Estimula-se a ingestão de guloseimas saudáveis, como bolinhos de maçã feitos em casa, sorvete light e até mesmo chocolate amargo. Deve-se evitar o consumo de cafeína, que estimula o apetite, e de álcool, por ter IG elevado.

Exercícios

Não é indicado que você se exercite na primeira fase da dieta, mas, a partir da segunda, recomendam-se 30 minutos de atividade por dia para acelerar o emagrecimento.

Como funciona

A Dieta do Índice Glicêmico é baseada no controle dos níveis de açúcar no sangue. O IG mede a velocidade com que os carboidratos são quebrados no sistema digestivo para formar a glicose (açúcar), a fonte de energia do organismo.

Todos os carboidratos são absorvidos numa escala de 0 a 100, com base em seu impacto nos níveis de glicose no sangue. Os alimentos cuja digestão é feita mais lentamente contêm IG mais baixo. O IG da manteiga de amendoim, por exemplo, é 14, ao passo que flocos de milho açucarados elevam os níveis de açúcar muito rapidamente e, portanto, têm IG de 92.

Quando ingerimos alimentos com IG elevado, o organismo converte rapidamente os carboidratos em glicose, elevando o nível de açúcar do sangue e dando um pico de energia. Esse pico dura pouco porque a insulina retira o açúcar da corrente sanguínea e o armazena para uso imediato nos músculos – o excesso é transformado em gordura na região da cintura, dos quadris e das coxas. Quanto mais alto o pico, mais alto o nível de insulina liberado e mais rapidamente o açúcar é extraído do sangue, provocando uma queda vertiginosa nos níveis de açúcar. Isso faz com que você tenha vontade de comer novamente. Em suma, uma dieta composta de alimentos com IG elevado o deixa faminto com mais frequência, levando você a comer mais e engordar.

De acordo com a Dieta do Índice Glicêmico, a melhor maneira de manter a fome sob controle e ao mesmo tempo consumir menos calorias é ingerir alimentos com baixo IG, que injetam glicose na corrente sanguínea de forma lenta e constante.

Para quem é indicada?

Estilo de vida: Pessoas atarefadas, que não podem se dar ao luxo de sentir fome, privação ou cansaço. Devem ingerir alimentos nutritivos mesmo na correria do dia a dia.

Personalidade: Indivíduos com pouca concentração, que se entediam com facilidade e gostam de comer alimentos variados, por isso são incapazes de se manter fiéis a dietas extremamente restritivas. Ao mesmo tempo, têm paciência para esperar os resultados aparecem aos poucos.

Tipo físico: Pessoas que têm o corpo em forma de maçã, armazenando gordura em volta da cintura, correm maior risco de desenvolver diabetes tipo 2. Por isso essa dieta, que equilibra a produção de insulina, é indicada para elas.

EXEMPLO DE CARDÁPIO DIÁRIO

Fase 1

Café da manhã	Mingau de aveia com leite desnatado
Lanche	Biscoitos de aveia com homus (pasta de grão-de-bico)
Almoço	Salmão ou frango grelhado com batata bolinha e aspargos ou salada
Lanche	1 iogurte desnatado
Jantar	Carne de carneiro ensopada com feijão e arroz basmati; 2 quadradinhos de chocolate amargo

PRÓS	CONTRAS
• A transição de uma dieta com alto IG para uma dieta com baixo IG pode ser realizada com relativa facilidade. • Não é uma dieta radical, o que beneficia a saúde. • Nenhum grupo alimentar é proibido, garantindo-se assim a ingestão de bons nutrientes.	• É difícil planejar a carga glicêmica de uma refeição, pois o preparo e a combinação dos alimentos podem alterar seu índice glicêmico. • É pouco provável que a Dieta do Índice Glicêmico o ajude a perder grande quantidade de gordura corporal em curto espaço de tempo.

Alguma preocupação com a saúde?

A Dieta do Índice Glicêmico não leva em consideração o conteúdo nutricional dos alimentos. Na verdade, alguns alimentos que contêm IG mais baixo podem ser até menos saudáveis por causa da grande quantidade de calorias, açúcar ou gordura saturada, em especial os produtos industrializados. A batata chips e o sorvete, por exemplo, contêm IG mais baixo do que a batata assada, embora esta seja considerada mais saudável. Já o arroz integral e o branco têm IGs semelhantes, assim como os dois tipos de pão. No entanto, segundo as pesquisas, os integrais são mais saudáveis. Assim, embora os itens com IG mais baixo possam ajudar a equilibrar o nível de açúcar do sangue, escolhê-los indiscriminadamente pode provocar outros problemas de saúde.

Para saber mais...

Leia: *A Dieta do Índice Glicêmico*, Rick Gallop (Editora Sextante, 2006).

Dieta da Inversão

Emagreça rapidamente trocando o jantar pelo café da manhã e fazendo a menor refeição à noite.

Promessa de emagrecimento

Coma o jantar no café da manhã para perder peso, aumentar seus níveis de energia e desfrutar de melhor saúde. Basta inverter as refeições.

"Tome um café da manhã de rei, almoce como um príncipe, jante como um mendigo" é um conselho alimentar antigo, mas voltou à tona em 2007, quando o bem-sucedido livro *The Reverse Diet* foi publicado.

A Dieta da Inversão foi criada por Tricia Cunningham, em colaboração com Heidi Skolnik, nutricionista da equipe de futebol americano New York Giants e da American School of Ballet. A primeira lutou contra o peso durante anos e tentou todos os tipos de dieta. Foi só quando inverteu a ordem das refeições que teve sucesso, perdendo mais de 68 quilos em nove meses.

O programa alimentar

Você não precisa comer apenas os alimentos do café de manhã no jantar, embora possa fazê-lo, se quiser. Sirva-se da maior porção pela manhã, coma um pouco menos no almoço e faça uma refeição leve – sopa, salada ou cereais – na hora do jantar.

É importante fazer um lanche de manhã e de tarde e não consumir nada depois das 18 horas. Os adeptos da Dieta da Inversão também costumam beber muita água morna com fatias de limão.

Não há contagem de calorias, mas o plano é rico em proteínas e pobre em carboidratos, e prescreve a ingestão de alimentos integrais não processados.

Exercícios

Atividades físicas são indicadas, mas não são fundamentais para esse programa de emagrecimento.

Como funciona

A ciência por trás desse método de emagrecimento é simples: as calorias consumidas durante a noite não são processadas exatamente da mesma forma que aquelas consumidas no período da manhã. Qualquer alimento ingerido pela manhã, após uma noite de sono, é utilizado para gerar energia imediata para as necessidades do dia. Já a comida ingerida à noite pode ser acumulada na forma de gordura, porque não a metabolizamos com tanta eficácia quando estamos dormindo. Assim, na Dieta da Inversão a refeição leve da noite deve conter a porção mínima para deixá-lo saciado.

Inúmeros registros sustentam a importância do café da manhã. Quem faz essa refeição costuma ser mais magro do que quem não faz. Um estudo do Addenbrooke Hospital, de Cambridge, constatou que as pessoas que comiam mais no café da manhã engordavam menos – mesmo quando consumiam mais alimentos em um dia normal.

Para quem é indicada?

Estilo de vida: Pessoas que têm a manhã livre, trabalham em casa ou no turno da noite, e podem fazer com calma a refeição mais importante do dia. Indicada para solteiros ou para quem não costuma jantar com a família.

Personalidade: Indivíduos que gostam de acordar cedo e aproveitar a manhã. Pessoas caseiras que preferem relaxar à noite a sair com os amigos.

Tipo físico: Pessoas que engordam em todas as partes do corpo e se sentem mais pesadas do que gostariam.

EXEMPLO DE CARDÁPIO DIÁRIO	
Café da manhã	Peito de frango grelhado com batata cozida e vagem; 1 copo de água morna com limão e 1 pedaço de fruta
Lanche	Queijo cottage e 1 pedaço de fruta
Almoço	Omelete feita com dois ovos e acompanhada de feijão cozido; salada de frutas com creme de leite light; água morna com limão
Lanche	Ovo cozido; ½ fatia de torrada integral com manteiga sem sal ou margarina
Jantar	Mingau de aveia com um punhado de frutas vermelhas ou passas, ou 1 tigela pequena de sopa

Alguma preocupação com a saúde?

Não há embasamento científico para a teoria de que as calorias consumidas à noite têm menor probabilidade de serem queimadas e, portanto, serão armazenadas na forma de gordura. No entanto, a dieta não é restritiva e não proíbe nenhum grupo de alimentos, por isso não deve gerar nenhum problema para a saúde, desde que as três refeições sejam compostas de uma mistura saudável de proteínas, carboidratos, frutas, legumes e verduras.

O maior obstáculo para o emagrecimento a longo prazo talvez seja o estilo de vida, pois é pouco provável que toda a sociedade troque o café da manhã pelo jantar. Portanto, se não se adaptar à nova rotina noturna, é possível que você recupere os quilos perdidos. A boa notícia é que você pode consumir porções maiores no café da manhã, desde que sejam alimentos saudáveis.

PRÓS	CONTRAS
• Ao contrário de algumas dietas restritivas, a Dieta da Inversão expandirá suas escolhas alimentares na maioria das refeições. • Como a dieta não restringe calorias, você não sentirá fome o tempo todo. • A dieta estimula uma mudança no comportamento e na forma de pensar sobre a alimentação, o que pode ajudá-lo a combater hábitos antigos e pouco saudáveis. • Não há proibição de nenhum grupo alimentar; pelo contrário, a dieta incentiva refeições bem elaboradas e nutritivas que incluam itens de todos os grupos. • O jantar pode ser mais leve do que o normal, mas a ideia é que, se você passar a tomar um café da manhã mais consistente e almoçar bem, não sentirá tanta fome à noite.	• Pessoas com pouco tempo disponível pela manhã podem sentir dificuldade de manter a dieta, principalmente se tiverem que preparar os filhos para a escola. • Você provavelmente não vai querer que essa seja uma mudança de estilo de vida permanente – pode ser decepcionante comer apenas um aperitivo quando for jantar fora. Além disso, a refeição teria que ser feita antes das 18 horas. • Algumas pessoas não costumam comer muito cedo, então pode ser difícil encaixar um café da manhã farto na rotina. • A dieta não leva em consideração a ingestão de calorias, apenas sugere "porções razoáveis". Talvez você fique tentado a comer mais que o necessário.

Para saber mais...

Leia: *The Reverse Diet: Lose 20, 50, 100 Pounds or More by Eating Dinner for Breakfast and Breakfast for Dinner*, Tricia Cunningham e Heidi Skolnik (John Wiley & Sons, 2008).

Dieta Macrobiótica

Consumir apenas alimentos crus proporciona ganhos à saúde e perda de peso.

Promessa de emagrecimento

Você desfrutará de melhor saúde. Não há exatamente promessas de emagrecimento, mas, como as regras da dieta são rígidas, é bem provável que seus adeptos percam peso.

De origem grega, a palavra "macrobiótica" significa "vida longa", mas foi o filósofo e professor japonês George Ohsawa que criou, na década de 1930, as bases do que hoje conhecemos como alimentação macrobiótica.

Ohsawa acreditava que uma dieta simples era o segredo para a boa saúde e que evitar certos alimentos poderia até mesmo curar o câncer e outras doenças graves. Na prática, isso significa ingerir muitas hortaliças cruas e orgânicas.

O professor foi um dos primeiros defensores da agricultura orgânica, da produção local, da alimentação sazonal e da redução ou eliminação de alimentos de origem animal.

A Dieta Macrobiótica por ele recomendada inclui 10 fases, cada qual mais restritiva que a anterior. Ganhou fama mundial nos anos 1990, quando celebridades como Gwyneth Paltrow, Julia Roberts e Madonna declararam que a haviam experimentado.

O programa alimentar

Você seguirá uma dieta pobre em gorduras e rica em fibras que consiste em: cerca de 50% de grãos integrais (como arroz integral e massa de trigo-sarraceno), 20% a 30% de hortaliças, 5% a

10% de feijões e algas, 5% a 10% de missô e 5% de condimentos e outros alimentos, que incluem bebidas, peixes e sobremesas. Outros itens eventuais são castanhas, sementes, picles e chás não estimulantes e não aromáticos. Todos devem ser orgânicos e cultivados localmente.

O plano também inclui evitar as "toxinas" provenientes de laticínios, carnes, ovos, café, açúcar, ervas estimulantes e aromáticas, além de alimentos industrializados ou refinados. Algumas hortaliças, como batata, tomate, berinjela, pimenta, aspargos, espinafre e abacate, também devem ser evitadas ou consumidas com moderação.

A comida deve estar crua ou levemente cozida. Panelas, frigideiras e outros utensílios de cozinha não podem ser feitos de outro material além de madeira, vidro, cerâmica ou aço inoxidável. É proibido o uso do micro-ondas e de suplementos vitamínicos e minerais.

Deve-se comer somente se houver fome, mastigar bem, relaxar e sempre manter boa postura ao sentar.

Exercícios

Recomenda-se a prática de ioga, assim como alongamento e caminhadas diárias.

Como funciona

A Dieta Macrobiótica se baseia na crença de que o alimento tem uma energia invisível (*yin* e *yang*) que afeta a saúde e não pode ser medida cientificamente.

Apesar de todos os alimentos terem porções *yin* e *yang*, alguns são extremamente *yin* e outros são extremamente *yang*. Grãos integrais possuem a energia bem distribuída, por isso ingeri-los facilita o equilíbrio da dieta. Para os macrobióticos, o desequilíbrio dessa energia pode causar doenças.

Também é importante ingerir alimentos de produtores locais. A boa saúde depende da habilidade evolutiva que temos de nos adaptar para fazer parte do ambiente onde vivemos. O organismo sente mais dificuldade para digerir alimentos de clima muito diferente do nosso. A maioria das culturas que se afastou da dieta historicamente tradicional vivenciou um aumento correspondente na ocorrência de doenças crônicas.

Para quem é indicada?

Estilo de vida: Pessoas que vivem no interior e plantam as frutas, as verduras e os legumes que consomem ou têm fácil acesso a produtos orgânicos cultivados localmente. Pessoas que dispõem de tempo para preparar os alimentos.

Personalidade: Indivíduos que se interessam pelo misticismo oriental; possuem um lado espiritual forte; fazem uso da medicina alternativa; buscam mudar completamente a saúde, não apenas perder alguns quilos.

Tipo físico: Pessoas que têm o corpo em forma de pera e por isso têm mais dificuldade de perder o excesso de peso nas coxas e nos quadris. A dieta tem baixo teor de gordura e alto teor de carboidratos saudáveis, o que pode acelerar um metabolismo lento.

EXEMPLO DE CARDÁPIO DIÁRIO	
Café da manhã	Sopa de missô com legumes, arroz integral com alga *kombu* e shiitake; chá verde
Almoço	Macarrão *udon* com brotos de couve-de--bruxelas cozidos no vapor e salada; chá verde
Jantar	Bacalhau assado com gengibre, vagem, agrião e mirtilos; chá verde

PRÓS	CONTRAS
• Como enfatiza o consumo de legumes, verduras, frutas e grãos integrais, a Dieta Macrobiótica é composta de alto teor de fibras e é rica em vitaminas e minerais importantes. • A dieta restringe o consumo de gorduras saturadas, colesterol, açúcar, álcool e alimentos processados – todos os fatores que têm impacto negativo na saúde. • Consumindo tantos grãos integrais e hortaliças ricas em fibras, você não sentirá fome.	• Proibir o consumo de carne e laticínios gera uma dieta vegana muito limitada. • A dieta restringe a variedade de alimentos à produção local. • Os métodos de preparo permitidos também o obrigam a buscar receitas que se encaixem na dieta. • Não é apenas uma dieta – a macrobiótica é um estilo (muito rígido) de vida.

Alguma preocupação com a saúde?

Embora você possa se beneficiar do nível mais básico, quase vegano, da Dieta Macrobiótica, acabará obtendo mais prejuízos ao percorrer as 10 fases elaboradas por Ohsawa, que restringem mais alimentos à medida que se avança na dieta.

Evitar carne e laticínios, por exemplo, pode causar carência de vitamina B_{12}, vitamina D, cálcio, zinco e ferro. Essas possíveis deficiências, além da proibição do uso de suplementos, impedem que crianças, gestantes ou lactantes façam a Dieta Macrobiótica.

Apesar de os adeptos terem o estilo de vida como um meio de combate ao câncer, não há pesquisas científicas que comprovem o valor da dieta. Na verdade, a Sociedade Americana de Câncer e a Cancer Research UK recomendam que pacientes com a doença não a sigam, uma vez que eles precisam de alimentos nutritivos e calóricos.

Obviamente, a ideia da energia *yin* e *yang* nos alimentos também é questionada pelos cientistas. Além disso, poucas pessoas conseguirão seguir uma dieta tão rígida e restritiva por muito tempo.

Para saber mais...

Leia: *Modern Day Macrobiotics: Transform Your Diet and Feed Your Mind, Body and Spirit*, Simon Brown (Carroll & Brown, 2005).

Dieta Mediterrânea

O estilo mediterrâneo, à base de azeite de oliva, peixes e hortaliças, promove um corpo mais esguio e uma vida mais longa.

Promessa de emagrecimento

Seguir a Dieta Mediterrânea, com porções controladas, pode proporcionar uma perda de peso lenta, porém duradoura, de 450 a 900 gramas por semana.

Os benefícios da Dieta Mediterrânea – a culinária tradicional de países como Itália, Espanha, França (sul) e Grécia – foram divulgados pela primeira vez em 1945 pelo médico americano Ancel Keys.

Quando morou na Itália, ele observou a alta concentração de centenários e a baixa taxa de obesidade no país. Atribuiu esses índices ao fato de a Dieta Mediterrânea oferecer uma ampla gama de benefícios protetores da saúde.

Hoje, essa dieta rica em azeite de oliva, peixes e hortaliças é considerada por muitos a mais saudável do mundo. Diversos estudos verificaram que ela pode reduzir o risco de doenças cardiovasculares, AVCs, diabetes e certos tipos de câncer, além de ajudar no combate à depressão e à demência. E, aliada à prática de exercícios moderados, também pode ser um excelente plano de emagrecimento.

O programa alimentar

A Dieta Mediterrânea promove uma mudança de estilo de vida que ensina você a escolher os alimentos mais saudáveis em vez de oferecer apenas uma solução rápida e imediata.

A culinária típica da região é baseada em leguminosas (como feijões e ervilhas), cereais não refinados, peixes, azeite de oliva, frutas, legumes e verduras; alto teor de gordura monoinsaturada em relação à saturada; ingestão moderada de álcool (principalmente vinho tinto) e laticínios; e baixo consumo de carne vermelha e produtos industrializados. Além disso, o estilo de vida mediterrâneo inclui comer por prazer e praticar atividades físicas regularmente.

Os alimentos são, em sua maioria, frescos e sazonais, em vez de altamente processados. Os métodos de preparo tendem a ser simples – raramente envolvem fritura.

Exercícios

A atividade física regular sempre fez parte da vida rural na região do Mediterrâneo, mas nada muito radical, por causa do calor intenso no verão. A dieta recomenda 30 minutos diários de caminhada acelerada.

Como funciona

Os benefícios da Dieta Mediterrânea se baseiam no que é considerado, do ponto de vista da nutrição convencional, um paradoxo: embora os habitantes da região tenham o hábito de consumir níveis relativamente altos de gordura, a incidência de doenças cardiovasculares e de obesidade entre eles é muito mais baixa do que em países como Reino Unido e Estados Unidos, por exemplo.

Os nutricionistas acreditam que o tipo de gordura é o que mais conta nesse paradoxo. No Reino Unido e nos Estados Unidos, as pessoas tendem a consumir uma quantidade maior de gorduras trans e saturadas, enquanto na região do Mediterrâneo elas ingerem principalmente gorduras mono e poli-insaturadas – presentes no azeite de oliva e nos peixes –, com menos colesterol.

A Dieta Mediterrânea também inclui muitos alimentos ricos em proteína magra e fibras (como feijões e outros grãos), que saciam mais. O vinho tinto, servido tradicionalmente junto com as refeições e bebido com moderação, é considerado um aliado da saúde, porque contém flavonoides com poderosas propriedades antioxidantes que combatem doenças.

O estilo de vida mediterrâneo incentiva a se levar mais tempo fazendo as refeições, diminuindo assim as chances de obesidade no futuro. Um estudo apresentado pela Associação Norte-Americana para o Estudo da Obesidade demonstrou que homens e mulheres com sobrepeso ingeriam menos calorias ao mastigar mais devagar do que o normal.

EXEMPLO DE CARDÁPIO DIÁRIO	
Café da manhã	Iogurte grego com frutas silvestres e uma porção de castanhas; suco de frutas
Lanche	Maçã
Almoço	Sopa de lentilha ou de feijão acompanhada de salada de tomate com queijo feta e azeite de oliva
Lanche	Castanhas e azeitonas
Jantar	Filé de frango ou peixe grelhado acompanhado de legumes assados, como abobrinha, pimentões e berinjela, regados com suco de limão e azeite de oliva; uma taça de vinho tinto

Para quem é indicada?

Estilo de vida: Pessoas atarefadas e com vida social intensa, que costumam jantar fora e frequentar happy hours.

Personalidade: Pessoas comunicativas e que não gostam de se sentir privadas de algo. Portanto, precisam de uma dieta que não elimine alimentos nem restrinja demais o consumo de calorias. Podem ser atraídas pelo aspecto natural e sociável do estilo de vida mediterrâneo em geral.

Tipo físico: Estrutura estreita, porém com ombros e quadris largos, e com tendência a engordar na área do tronco, o que pode acarretar maior risco de doenças cardiovasculares. A Dieta Mediterrânea inclui gorduras saudáveis que podem ajudar a diminuir o risco de problemas nessa área.

PRÓS	CONTRAS
• Não é necessário eliminar nenhum grupo importante de alimentos. • É um programa alimentar saudável para ser adotado por toda a vida, não apenas para quem deseja emagrecer. • Você pode tomar uma taça de vinho no jantar. • É uma dieta simples, portanto até pessoas com poucas habilidades culinárias serão capazes de criar pratos adequados ao programa. • A variedade e a disponibilidade dos alimentos usados na culinária mediterrânea facilitam a continuidade da dieta a longo prazo.	• O sal presente em alimentos como azeitonas, queijos curados, presuntos, anchovas, alcaparras e castanhas pode ser excessivo. • Tome cuidado com o tamanho das porções, principalmente as que levam alimentos com alto teor calórico, como castanhas e azeite de oliva. • Você não comerá muita carne vermelha.

Alguma preocupação com a saúde?

Embora seja considerada por inúmeros especialistas em saúde uma das dietas mais saudáveis do mundo, é importante ficar atento ao tamanho das porções que contêm gorduras e óleos. Mesmo saudáveis, não exagere nas gorduras insaturadas, ou você terá dificuldade para ingerir menos calorias do que queimará.

O segredo, como na ingestão de vinho tinto, é a moderação. Como não existe uma orientação específica sobre o tamanho das porções e a quantidade de calorias, é preciso evitar o consumo excessivo.

A Dieta Mediterrânea também evita a ingestão de batatas, mesmo que não haja comprovação científica para tal recomendação. Uma batata-inglesa média, assada com a casca, contém apenas 200 calorias e quase nenhuma gordura. É uma boa fonte de fibras, ferro, fósforo, vitamina B_6 e niacina, uma fonte razoável de vitamina C e faz muito bem à saúde, se cozida de maneira saudável.

Para saber mais...

Leia: *The Greek Doctor's Diet*, Fedon Alexander Lindberg (Rodale International Ltd, 2006).

Dieta Nórdica

Aprecie uma variedade de delícias escandinavas e entre novamente no seu jeans preferido em pouco tempo.

Promessa de emagrecimento

Uma dieta equilibrada, de preparo simples, rica em frutas frescas e proteínas, que o ajudará a se manter magro a longo prazo.

Nos últimos anos, a culinária dos países do norte da Europa – Suécia, Noruega, Dinamarca e Finlândia – vem despertando grande interesse. Alguns especialistas acreditam que a Dieta Nórdica pode oferecer os mesmos benefícios para a saúde que a famosa Dieta Mediterrânea, além de promover o emagrecimento.

Esses benefícios provêm da boa qualidade natural da comida da região – alimentos como leite desnatado, peixes, carne vermelha, frutas silvestres e pão de centeio. Adicione à receita a cultura que favorece pratos com porções menores e um estilo de vida ativo e você vai entender por que nesses países os índices de obesidade são mais baixos e a expectativa de vida é mais longa.

O programa alimentar

Para seguir a Dieta Nórdica, você deverá ingerir grande quantidade dos seguintes alimentos:

Frutas vermelhas: Estudos demonstraram que as frutas vermelhas, tradicionais na culinária nórdica, contêm muitas vitaminas e antioxidantes que ajudam a prevenir doenças e combater o envelhecimento precoce.

Óleo de colza: Mais conhecido como óleo de canola, é usado para cozinhar, em substituição ao azeite de oliva. A colza é muito rica em ômega-3 e vitamina E.

Verduras: Repolho, couve-de-bruxelas e couve são as principais, e todas contêm vitaminas do complexo B e antioxidantes que evitam doenças.

Peixes oleosos: Salmão, cavala e arenque são os mais populares na culinária nórdica. Eles contêm ômega-3, que faz bem ao coração e pode prevenir alguns tipos de câncer.

Carnes vermelhas magras, principalmente de caça: Ricas em ferro, proporcionam bastante energia. Carnes de caça como pato ou veado costumam ter menos gordura porque são animais selvagens que viveram livres e soltos.

Pão de centeio: Preparado com grãos integrais, o pão de centeio é rico em fibras e não eleva o nível de açúcar no sangue, como acontece com os pães feitos de farinha branca, que aumentam a vontade de comer.

Na Dieta Nórdica, você deverá comer pouco e com mais frequência, fazendo cinco a seis refeições menores em vez das três principais. Este método se baseia na teoria de nutricionistas que acreditam que refeições frequentes mantêm o metabolismo acelerado. Assim o organismo pode queimar calorias com mais eficácia, armazenando menos na forma de gordura. Recomenda-se também comer à mesa, em família, e demorar-se nas refeições.

Exercícios

A Dieta Nórdica recomenda pelo menos 30 minutos de exercícios por dia. Na Escandinávia, isso significa desfrutar da vida ao ar livre e conectar-se à natureza, caminhando, nadando ou pedalando. De fato, a bicicleta é um dos meios de transporte preferidos dos habitantes desses países.

Como funciona

A Dieta Nórdica é rica em proteínas, conferindo mais destaque a carnes de caça magras e peixes. Frutas repletas de antioxidantes, legumes e verduras também são importantes. O professor Arne Astrup, da Universidade de Copenhague, na Dinamarca, afirma: "Há cada vez mais indícios de que a gordura da carne não é tão prejudicial quanto nos fizeram acreditar. A proteína contida em laticínios desnatados, peixes saudáveis e carnes de caça traz muitos benefícios para quem quer ficar saciado com poucas calorias. Para manter o peso ideal saudável, esses itens não devem ser excluídos da dieta."

Em um estudo realizado com 250 homens e mulheres, Astrup descobriu que as proteínas fazem com que a sensação de saciedade dure mais e o metabolismo se acelere. Por isso uma dieta rica em proteínas seria mais eficiente em ajudar as pessoas magras a manter o peso do que a popular Dieta do Índice Glicêmico.

EXEMPLO DE CARDÁPIO DIÁRIO	
Café da manhã	Truta defumada com torrada de pão integral
Almoço	Salada de arenque em conserva com fatias de maçã e ovo cozido
Lanche	Pão de centeio com atum
Jantar	Carne de caça com purê de batata e repolho cozido; mix de frutas vermelhas

PRÓS	CONTRAS
• Compre um livro de receitas nórdicas e você se sentirá explorando uma nova culinária, não fazendo dieta. • Um estudo realizado pela Lund University, na Suécia, publicado em 2013, demonstrou que a Dieta Nórdica pode reduzir o colesterol. • Comer pouco e com mais frequência é o conselho mais recorrente entre nutricionistas famosos.	• Os ingredientes tradicionais da cozinha nórdica podem ser caros e difíceis de encontrar. Também é preciso gostar de cozinhar. • Alguns alimentos talvez não estejam disponíveis em países fora da região da Escandinávia. • Você pode ter dificuldade em encaixar as cinco ou seis refeições menores no seu dia.

Para quem é indicada?

Estilo de vida: Pessoas que disponham de tempo para escolher, comprar e preparar os alimentos e que comem em horários flexíveis, de modo que não seja um problema consumir as cinco ou seis refeições por dia.

Personalidade: Indivíduos sociáveis, que gostam de experimentar sabores novos e apreciam as refeições como uma parte importante da vida familiar e social. Pessoas ativas, conectadas à natureza e que se importam com a procedência dos alimentos, e que querem emagrecer ao mesmo tempo que desejam desfrutar da comida.

Tipo físico: Pessoas que precisam perder cerca de 6 quilos ou que têm mais gordura ao redor da cintura, aumentando os riscos de doenças cardíacas – algo que esta dieta pretende resolver.

Alguma preocupação com a saúde?

A dieta se concentra no consumo de produtos naturais, como castanhas, frutas vermelhas e grãos, e por isso pode ajudar a reduzir o risco de obesidade e de certas doenças.

Por outro lado, o programa recomenda uma quantidade relativamente alta de carne vermelha, o que pode aumentar o risco de doenças cardíacas e câncer de intestino. Ingerir carne de caça em excesso pode anular os benefícios ganhos com os outros componentes da Dieta Nórdica.

Para saber mais...

Leia: *The Nordic Diet*, Trina Hahnemann (Quadrille, 2010).

Dieta dos Países Magros

Dieta favorita das celebridades, que simplifica o plano alimentar e de exercícios para seus seguidores.

Promessa de emagrecimento
"Meu revolucionário programa de cinco semanas vai ajudá-lo a emagrecer e a entrar em forma sem fome nem privação. Além disso, é um dos programas mais fáceis de seguir."
Harley Pasternak

Esta dieta com baixo índice glicêmico (IG) foi elaborada pelo personal trainer Harley Pasternak, que tem, entre suas clientes, as celebridades Halle Berry, Alicia Keys e Jennifer Hudson.

Pensando na vida atribulada das clientes, Pasternak criou a Dieta dos Países Magros (ou Dieta dos 5 Fatores), um programa que combina exercícios físicos e dieta, e acabou transformando limitações de tempo, espaço e comida nas ferramentas para o sucesso. "O programa requer uma quantidade mínima de tempo para gerar o máximo de resultados – exatamente o que meus clientes desejam", explica ele.

Apesar dos resultados rápidos, não se trata de uma dieta radical. Pasternak acha que as mulheres não devem ser magras demais – seja por uma questão de aparência ou de saúde. "Você não se sente bem quando está magro demais", argumenta ele. "A mulher deve parecer uma mulher. Precisa ter curvas naturais. Quando é muito magra, seu ciclo hormonal entra em desequilíbrio e ela deixa de ter aparência de mulher e de se sentir mulher."

O programa alimentar

O número 5 é fundamental: a dieta consiste em cinco refeições por dia com cinco ingredientes-chave em cada uma. Estes devem combinar de forma saudável proteínas, carboidratos complexos, fibras, gorduras e líquidos. Uma minirrefeição deve ser feita a cada três ou quatro horas, e incluir:

1. **Uma proteína magra:** peito de frango, peixe, frutos do mar, clara de ovo, queijo cottage.
2. **Carboidratos saudáveis**: feijão, lentilha, arroz integral, arroz selvagem, frutas.
3. **Fibras de carboidratos saudáveis**: feijão, aveia, lentilha, cevada, arroz integral, pão integral, verduras, legumes (exceto batata-inglesa), frutas.
4. **Gorduras saudáveis**: azeite de oliva e óleo de canola para cozinha.
5. **Uma bebida sem açúcar**.

Para que seus adeptos mantenham o foco, a dieta permite um dia livre, no qual podem comer o que quiserem.

Exercícios

A dieta inclui um programa de atividades físicas composto de cinco exercícios específicos que devem ser realizados durante cinco minutos cada, em cinco dias por semana – ou seja, 25 minutos por sessão. Pasternak acredita que praticar exercícios com mais frequência durante períodos mais curtos traz mais benefícios do que passar horas na academia. Entre as atividades recomendadas estão corrida, ciclismo, dança, caminhada acelerada e natação. Para Pasternak, o segredo está em variar.

EXEMPLO DE CARDÁPIO DIÁRIO	
Café da manhã	Rabanada: passe 2 fatias de pão numa mistura de clara de ovo batida, leite desnatado e um pouco de açúcar; grelhe (ou asse) e sirva acompanhadas de ricota light e um punhado de frutas vermelhas
Lanche	Fatias de peito de peru com aipo e homus (pasta de grão-de-bico)
Almoço	Batata-doce cozida com atum
Lanche	Edamame (grãos de soja verde)
Jantar	Frutos do mar com legumes e verduras salteados, acompanhados de macarrão de arroz

Como funciona

O programa de cinco semanas combina uma alimentação saudável e balanceada com ênfase em alimentos com baixo IG. Pasternak parte da premissa de que esses itens ajudam a regular a produção de insulina, o que reduz o apetite e, portanto, promove o emagrecimento. Seu plano impede que os níveis de açúcar no sangue subam e desçam descontroladamente e, assim, afasta a fome.

Não existem evidências científicas de que a ingestão de cinco refeições por dia ou de alimentos com baixo IG favoreça o emagrecimento. No entanto, a Dieta dos Países Magros também promove o testado e comprovado método de emagrecimento por meio da contagem de calorias, da ingestão moderada de alimentos saudáveis e da adoção de um programa regular de exercícios.

PRÓS	CONTRAS
• É um plano de ação que promete resultados rápidos. • Promove a prática de exercícios, uma forma saudável de perder peso. • Estimula o preparo das próprias refeições em detrimento da ingestão de comida semipronta. • O dia livre para comer o que quiser pode ajudar a manter a motivação no restante da semana.	• Algumas pessoas talvez tenham dificuldade de encaixar na rotina uma refeição a cada três ou quatro horas. • Alguns ingredientes do plano alimentar podem ser caros e difíceis de encontrar. • O cardápio é igual para todos, independentemente de peso, sexo ou nível de atividade física. • A dieta não aborda soluções para quando se come fora de casa.

Para quem é indicada?

Estilo de vida: Pessoas que dispõem de tempo para planejar os pratos do dia seguinte, mas têm uma rotina corrida.

Personalidade: Pessoas que gostam de seguir regras claras e simples e apreciam a ordem e a rotina.

Tipo físico: Pessoas que têm o corpo em forma de maçã ou pera, que precisam praticar exercícios aeróbicos para eliminar as gordurinhas teimosas da barriga ou dos quadris.

Alguma preocupação com a saúde?

Não há nada de particularmente perigoso nessa dieta. Trata-se de uma proposta sólida e sensata de emagrecimento. Não proíbe grupos de alimentos nem sugere a ingestão de níveis perigosamente baixos de calorias. Se a dieta for seguida da forma correta, a pessoa emagrecerá, pelo menos a curto prazo, por conta das porções menores e da prática de exercícios adicionais. Entretanto, a longo prazo, os adeptos podem voltar a engordar, a não ser que mudem seus hábitos alimentares de maneira permanente.

Para saber mais...

Leia: *Dieta dos Países Magros*, Harley Pasternak e Laura Moser (Lua de Papel, 2010).

Dieta Paleolítica

Fique magro como um homem das cavernas com a dieta rica em carnes de nossos ancestrais pré-históricos.

Promessa de emagrecimento

Perca até 34 quilos em seis meses e desfrute de excelente saúde com a dieta que fomos desenvolvidos para seguir.

O gastroenterologista Walter L. Voegtlin foi um dos primeiros a sugerir que seguir uma dieta similar à de nossos ancestrais da era paleolítica poderia nos tornar mais saudáveis. Em 1975, ele publicou *The Stone Age Diet* (A dieta da Idade da Pedra), em que argumenta que essa dieta era basicamente carnívora: bastante gordura e proteínas, além de pequenas porções de carboidratos.

Baseado nos próprios tratamentos para problemas digestivos, entre eles a síndrome do intestino irritável e a indigestão, Voegtlin afirma que é possível emagrecer e prevenir o surgimento de diversos males ingerindo principalmente carne e peixe, frutas frescas e legumes sem amido.

Nos últimos 10 anos, houve um interesse renovado pela famosa maneira de comer "do homem das cavernas", com uma onda de novos livros de dieta recomendando esse plano alimentar pré-histórico para manter a forma.

O programa alimentar

Na teoria, os caçadores-coletores comiam basicamente hortaliças e animais selvagens semelhantes aos que eram consumidos durante a era paleolítica – antes que a agricultura mudasse nossa alimentação.

Na prática, isso significa ingerir alimentos orgânicos que podem ser caçados ou pescados, como peixes, carne de animais criados soltos, frutos do mar e miúdos, assim como alimentos que possam ser colhidos, como ovos, legumes, verduras, frutas, sementes, castanhas, ervas e temperos.

Exclui-se da dieta a comida que os seres humanos não consumiam antes da revolução agrícola: grãos, leguminosas, batata, laticínios, açúcar refinado e óleo processado. Também estão fora do cardápio paleolítico os produtos que contêm substâncias químicas impronunciáveis em sua lista de ingredientes.

Os adeptos da dieta devem evitar o consumo de sal e açúcar, satisfazendo a vontade de comer doces com quantidades limitadas de mel ou açúcar de coco. Devem beber muita água e não ingerir álcool.

Exercícios

A Dieta Paleolítica pressupõe que o corpo humano evoluiu para contar com certo grau de atividade física diária. Pratique pelo menos 60 minutos diários de exercícios de intensidade moderada.

Como funciona

A premissa se baseia na ideia de que, do ponto de vista biológico, os seres humanos não mudaram quase nada desde a era paleolítica. Por isso a dieta ideal para a saúde e o bem-estar modernos é aquela que mais se assemelha à dos nossos ancestrais.

Para os criadores da dieta, muitos itens básicos da alimentação "moderna", como laticínios, feijões, cereais, álcool, açúcar e óleos vegetais, pioram o funcionamento do metabolismo e podem desencadear doenças cardiovasculares, diabetes tipo 2, câncer, asma, depressão e obesidade, entre outros distúrbios.

Os adeptos da Dieta Paleolítica argumentam que ela transforma o corpo: em vez de queimar principalmente carboidratos, ele queima principalmente gordura. A fonte preferida de energia do corpo são as gorduras, por ser um combustível cuja queima é mais lenta e mais eficiente. Porém, por causa da ingestão de grandes quantidades de carboidratos nos dias de hoje, o organismo acaba queimando-os no lugar da gordura.

Assim, quando ingerimos mais carboidratos do que precisamos para gerar energia, nosso corpo simplesmente armazena o excesso na forma de gordura. A Dieta Paleolítica muda isso ao eliminar muitos dos carboidratos açucarados da alimentação. Quando isso acontece, o corpo não pode mais continuar usando os carboidratos para gerar energia e é forçado a usar a gordura armazenada – assim eliminando o excesso de peso.

EXEMPLO DE CARDÁPIO DIÁRIO	
Café da manhã	2 ovos com bacon
Almoço	Iscas de frango grelhado com aspargos
Jantar	Frango assado com fatias de maçã

Para quem é indicada?

Estilo de vida: Pessoas ativas que queimam muita energia ao cumprir suas tarefas e não se esquivam de exercícios e trabalho pesado. Preferem caminhar a dirigir. Ao realizar todas as tarefas necessárias, elas já devem fazer um pouco de exercício todos os dias.

Personalidade: Indivíduos sistemáticos, resistentes a mudanças; indivíduos muito carnívoros, que costumam se interessar pela procedência dos alimentos.

Tipo físico: Pessoas que têm ombros largos e cintura indefinida (androide). Elas precisam de uma quantidade adequada de proteína na dieta. Muitos alimentos ricos em carboidratos, como pães, biscoitos, massa e açúcar, causam acúmulo de gordura na região do abdômen.

PRÓS	CONTRAS
• Você pode comer frutas, legumes e verduras à vontade. • A dieta é muito pobre em sal, o que é ótimo para o coração. • É rica em ferro, propício para gerar energia. • A ingestão de grandes quantidades de proteínas e gorduras deve mantê-lo saciado.	• É impossível seguir a verdadeira Dieta Paleolítica por vários motivos: é difícil encontrar carne de caça, a maioria das outras carnes provém de animais criados em cativeiro, e as verduras são cultivadas, não brotam do solo naturalmente. • Como a dieta recomenda alto consumo de carnes, não pode ser seguida por vegetarianos ou veganos. • Eliminar todos os alimentos pós-paleolíticos significa retirar de seu plano alimentar itens como leite, queijo, pão, massas e batatas. • O alto consumo de carne vermelha pode gerar problemas digestivos.

Alguma preocupação com a saúde?

Embora possa parecer uma dieta sensata, ainda mais por eliminar açúcar e sal, ela exclui grupos alimentares importantes, entre eles laticínios e grãos, que oferecem nutrientes essenciais, como cálcio, ferro, magnésio, vitamina D, vitaminas do complexo B e fibras.

Ao seguir essa dieta, você pode acabar ingerindo muita gordura saturada, sobretudo se der preferência a carnes mais gordurosas. E, apesar de a dieta ser rica em fibras – graças às frutas, verduras e legumes –, os alimentos proibidos, como aveia integral, feijões e outros grãos, são grandes fontes de fibras solúveis, que ajudam a reduzir o colesterol e o risco de câncer de intestino.

Além disso, enquanto alguns defendem que temos dificuldade de digerir alimentos industrializados, muito poucos cientistas incluiriam nesse grupo hortaliças e grãos que são cultivados há quase 10 mil anos.

Em geral, grande parte dos nutricionistas assinala que a Dieta Paleolítica não é factível nem saudável a longo prazo, tanto pela pouca variedade quanto pela pobreza de nutrientes.

Para saber mais...

Leia: *The Paleo Diet: Lose Weight and Get Healthy by Eating the Foods You Were Designed to Eat*, Loren Cordain (John Wiley & Sons, 2010).

Dieta Perricone

Aproveite frutas vermelhas e peixes anti-inflamatórios para deixar a silhueta mais enxuta e a pele mais jovem.

Promessa de emagrecimento

"Perca peso e faça em si mesmo uma cirurgia plástica natural – tudo em apenas 72 horas."

Dr. Nicholas Perricone

Nicholas Perricone é um dermatologista e nutricionista americano que realizou diversas pesquisas sobre como emagrecer e manter a aparência jovem. Ele desenvolveu uma linha própria de suplementos e cremes para pele.

O médico apareceu nas manchetes pela primeira vez no início dos anos 2000, com o livro *O fim das rugas*, no qual afirma que uma dieta rica em salmão e frutas vermelhas poderia contribuir para uma aparência mais jovem em apenas três dias – e para a perda de peso também.

Perricone costuma dizer que seu objetivo é "conduzir a uma mudança das nossas atitudes em relação aos alimentos que afetam a saúde, a beleza, a longevidade e o bem-estar; mudanças importantes que vão ajudar a salvar uma sociedade que tem problemas de saúde causados pela má alimentação".

Com um fã-clube que inclui celebridades como as atrizes Cate Blanchett, Kim Cattrall, Uma Thurman e Julia Roberts, a marca Perricone é hoje um grande negócio.

O programa alimentar

A dieta anti-inflamatória do Dr. Perricone é composta de quatro grupos principais: proteína de alta qualidade (encontrada em peixes, mariscos, aves e tofu); carboidratos com baixo índice glicêmico (IG), que incluem frutas, legumes e verduras frescos; grãos integrais e leguminosas; e gorduras saudáveis, como as encontradas em peixes de água fria (salmão, sardinha, arenque, anchova). Também se deve comer castanhas e sementes, cozinhar com azeite de oliva e ingerir de 8 a 10 copos de água mineral por dia, além de bebidas ricas em antioxidantes, como chá verde.

O Dr. Perricone recomenda cinco refeições diárias: café da manhã, almoço, jantar e dois lanches. Sugere a ingestão em grande quantidade dos superalimentos de sua lista e orienta a comer a proteína sempre antes dos carboidratos. Aconselha eliminar alimentos que, segundo ele, causam inflamação: álcool; pães; farinha de trigo; café; cereais matinais industrializados; carne de pato e bovina; sucos; frutas como uva, manga, laranja, mamão, passas e melancia; legumes e grãos como cenoura, milho, ervilha e batata. Estão excluídos também massas, arroz, açúcar e queijos duros.

Exercícios

Recomendam-se pelo menos 20 a 30 minutos diários de atividades físicas.

Como funciona

A Dieta Perricone é baseada em peixes e visa eliminar inflamações do organismo. De acordo com as pesquisas do médico, as inflamações celulares – não a vermelhidão visível a olho nu, mas uma irritação microscópica – podem ser a causa de problemas de pele como manchas, rugas e doenças graves.

Os alimentos com alto IG causam inflamação e as más escolhas alimentares são diretamente responsáveis por rugas, obesidade e doenças degenerativas. O pior vilão é o açúcar, que o Dr. Perricone acredita ser "tóxico", contribuindo não apenas para o ganho de peso mas também para danos em órgãos internos e articulações.

A dieta elimina o açúcar refinado e quaisquer carboidratos com alto IG, mas é rica em peixes com ômega-3, que, segundo ele, tem efeito anti-inflamatório e, portanto, ajuda a melhorar problemas de pele, controlar o peso e reduzir o risco de doenças.

EXEMPLO DE CARDÁPIO DIÁRIO	
Ao acordar	1 copo d'água
Café da manhã	85g a 115g de salmão defumado, mingau de aveia com canela, mirtilos e sementes de chia; chá verde ou água
Lanche	1 xícara de pepino cortado em rodelas, 2 fatias de queijo cheddar
Almoço	115g a 175g de hambúrguer de peru grelhado (sem pão) acompanhado de alface e tomate; salada de feijão branco, agrião e aspargos
Lanche	55g de peito de peru ou de frango, 4 avelãs, 4 talos de aipo
Jantar	55g a 175g de salmão grelhado, sopa caseira de alcachofra e agrião, espinafre cozido no vapor; chá verde ou água

PRÓS	CONTRAS
• Especialistas afirmam que inflamações são um grave problema de saúde e podem contribuir para enfermidades como artrite e doenças cardíacas. • A dieta ajuda a regular o nível de açúcar no sangue, o que pode reduzir o apetite. • A dieta é rica em antioxidantes saudáveis. • O programa do Dr. Perricone promete solucionar dois problemas de uma vez: o peso e a pele.	• O Dr. Perricone cita com frequência os resultados das suas pesquisas, mas poucas foram publicadas ou revisadas por outros especialistas. • Muitos grupos alimentares ficam fora da dieta, por isso talvez você sinta alguma dificuldade para segui-la. • Você gastará muito tempo preparando as refeições e tomando suplementos. • Comer a quantidade de salmão que ele sugere pode sair muito caro.

Para quem é indicada?

Estilo de vida: Pessoas que dispõem de tempo para preparar as refeições ou moram perto de um bom mercado de peixes.

Personalidade: Indivíduos que gostam da ideia de uma dieta "natural" e pura ou que não comem muita carne vermelha. Pessoas que tenham sido magras quando jovens e agora se preocupam com os efeitos do envelhecimento.

Tipo físico: Aqueles que gostariam de perder cerca de 6 quilos e têm problemas de pele.

Alguma preocupação com a saúde?

O plano do Dr. Perricone parece saudável, mas sua teoria sobre as inflamações, sem base científica, possui algumas peculiaridades. Ele afirma, por exemplo, que comer uma barra de chocolate no café da manhã traz mais benefícios do que ingerir um copo de suco de laranja, uma tigela de cereais, um muffin light com margarina e uma xícara de café. Porém, não há muitos nutricionistas que concordem com isso. O programa ainda proíbe muitos alimentos nutritivos, como laticínios, determinadas hortaliças e alguns cereais, o que pode gerar carência de fibras e deficiências nutricionais.

Alguns médicos advertem que uma dieta tão rica em proteínas, além de cara, pode não ser saudável a longo prazo, e não a recomendam para pessoas com problemas renais. Especialistas também chamam atenção para o alto consumo de peixes, que podem estar contaminados por mercúrio. O preferido do Dr. Perricone, o salmão apresenta um risco mais baixo de contaminação, mas recomenda-se que as mulheres em período fértil limitem a ingestão a duas porções por semana, prevenindo o impacto de poluentes no início da gravidez.

O Dr. Perricone chegou a dar aulas na Faculdade de Medicina da Universidade de Yale, mas, como a maior parte da comunidade científica, as autoridades universitárias criticam abertamente seus livros e teorias.

Para saber mais...

Leia: *A Dieta Perricone*, Nicholas Perricone (Campus Elsevier, 2007).

Dieta do Ponto Z

Ingresse na zona metabólica adequada com um plano alimentar de baixo teor de carboidratos que regula os níveis de insulina, perca os quilos a mais e ganhe saúde.

Promessa de emagrecimento
Você pode emagrecer até 2 quilos nas duas primeiras semanas, seguidos de mais 500 a 700 gramas semanais a partir da terceira.

De acordo com o Dr. Barry Sears, criador da famosa dieta hollywoodiana, quando alcançamos o "Ponto Z" nós "nos sentimos alertas, revigorados e cheios de energia". Ele alega que, com essa dieta, além de emagrecer, você também pode reduzir o risco de doenças cardíacas, hipertensão e diabetes.

Como outras dietas de baixo consumo de carboidratos, a Dieta do Ponto Z, criada em 1995, ignora o pensamento tradicional sobre a boa nutrição – uma alimentação com poucas gorduras e proteínas, e alto teor de carboidratos. O Dr. Sears argumenta que esse tipo de programa, na realidade, contribui para o risco de obesidade e o desenvolvimento de doenças graves, e que sua dieta baseada em poucos carboidratos e muitas proteínas pode eliminar os quilos extras e aumentar a longevidade.

O programa alimentar

A Dieta do Ponto Z não recomenda que você coma menos calorias do que gasta; aconselha apenas que você consuma calorias diferentes. O Dr. Sears é bastante rígido quanto à proporção 40:30:30 para proteínas, gorduras e carboidratos. Segundo ele, este programa orienta os adeptos a se basearem na altura, na idade e no nível de atividade física para calcular a quantidade certa de alimentos para cada um.

Embora estabeleça medidas complexas sobre o que e quanto comer, a dieta pode ser simplificada da seguinte forma:

- Coma uma pequena quantidade de proteína magra (aproximadamente do tamanho da palma da sua mão), como frango ou peixe, em todas as refeições e também em cada lanche (um no final da tarde e outro tarde da noite).
- Coma "bons" carboidratos, como frutas, legumes, verduras, leguminosas e grãos integrais, em todas as refeições. A porção deve ter o dobro do tamanho da sua porção de proteína.
- Caso escolha "maus" carboidratos – arroz integral, massas, mamão papaia, manga, banana, cereais matinais industrializados, pães, cenoura e sucos de fruta –, você só poderá comer mais ou menos metade do tamanho da porção.
- No caso dos laticínios, atenha-se a queijos e leite semidesnatado ou desnatado. A dieta estimula o consumo de azeite de oliva, nozes e abacate, que contêm gorduras saudáveis. Por outro lado, deve-se evitar alimentos processados.

Exercícios

A Dieta do Ponto Z estimula a prática regular de atividades físicas (3 a 4 vezes por semana) e sugere que se faça um lanche 30 minutos antes do exercício para maximizar os efeitos da dieta.

EXEMPLO DE CARDÁPIO DIÁRIO	
Café da manhã	Omelete de clara de ovo com aspargos, preparada no azeite; morangos frescos
Almoço	Peito de frango e salada verde com tomate temperada com azeite; 1 pera fatiada
Jantar	Salmão poché ao suco de laranja acompanhado de abóbora e abobrinha sautée na manteiga; mirtilos

Como funciona

A Dieta do Ponto Z parte do pressuposto de que o excesso de insulina, hormônio que ajuda a controlar os níveis de açúcar no sangue, nos faz engordar. Regulando a quantidade de açúcar no sangue e mantendo os níveis de insulina numa "zona" segura, o organismo queima gordura com mais eficiência, promovendo o emagrecimento.

Para controlar a taxa de glicose e, consequentemente, os níveis de insulina, o Dr. Sears acredita que é preciso ter o equilíbrio perfeito de carboidratos, proteínas e gorduras em cada refeição. Alcançar esse equilíbrio significa seguir uma dieta pobre em carboidratos e rica em proteínas, incluindo quantidades moderadas de gordura.

Para o Dr. Sears, o organismo é geneticamente programado para favorecer a proporção 40:30:30, ou seja, uma dieta com 40% de proteínas, 30% de gorduras e 30% de carboidratos. Ele também sugere que deve-se encarar a comida não como uma fonte de calorias, mas como "um sistema de controle dos nossos hormônios".

PRÓS	CONTRAS
• A dieta tem menos restrições alimentares do que outros planos que recomendam a baixa ingestão de carboidratos. • Recomenda o consumo de mais frutas, legumes e verduras. • Estimula também a eliminação de alimentos processados e carboidratos pobres em nutrientes, como batata chips, bolos, biscoitos e chocolate.	• Pode ser complicado e trabalhoso seguir a dieta de forma adequada. Você precisará da ajuda de um livro que apresente mais detalhes sobre a Dieta do Ponto Z, além de balança e colheres medidoras. • A dieta pode sair muito cara – especialmente se você decidir comprar todos os produtos indicados. • Se conseguir seguir a dieta à risca e calcular as proporções de alimentos, prepare-se para colocar a matemática em prática quando for comer fora.

Para quem é indicada?

Estilo de vida: Pessoas que não se estressam com nada e têm tempo para pensar na própria comida. Fica difícil calcular as "zonas" de carboidrato, proteína e gordura depois de um dia atribulado.

Personalidade: Indivíduos com mentalidade científica, que gostam de teorias e planos complexos. Devem ser muito disciplinados, capazes de seguir regras rígidas.

Tipo físico: Pessoas que concentram gordura na região abdominal. A Dieta do Ponto Z restringe o consumo de alimentos ricos em açúcar e se propõe controlar os níveis de glicose no sangue, reduzindo a gordura abdominal e o risco de doenças cardíacas.

Alguma preocupação com a saúde?

Muitos especialistas questionam a ciência por trás da teoria do Dr. Sears, argumentando que não existe comprovação de que a insulina desempenhe uma função tão importante no controle do peso. Mas isso não significa que suas teorias estejam necessariamente erradas; apenas não existem indícios científicos que corroborem suas alegações. Alguns nutricionistas também se preocupam com a possibilidade de a quantidade de proteína recomendada ser muito alta, especialmente para pessoas que têm problemas de saúde, como doença renal.

A Dieta do Ponto Z também recomenda a eliminação de alimentos bastante nutritivos, ricos em fibras, vitaminas e minerais, que são boas fontes de energia. São proibidos, por exemplo, arroz integral e outros cereais integrais - embora sejam alimentos repletos de fibras, vitamina B e ferro –, além de queijos que são boas fontes de cálcio e zinco.

Se comparada com outras dietas baseadas em poucos carboidratos e muita proteína, a Dieta do Ponto Z provavelmente constitui uma versão mais balanceada e sustentável - mas apenas se você seguir a proporção 40:30:30.

Para saber mais...

Leia: *O Ponto Z: A dieta*, Barry Sears (Campus Elsevier, 2003).

Dieta de Pritikin

Uma dieta muito pobre em gordura elaborada para ajudar no emagrecimento e na redução do risco de doenças cardiovasculares.

Promessa de emagrecimento
Crie uma versão mais saudável, mais magra e mais jovem de você – por muitos e muitos anos.

A Dieta de Pritikin foi criada na década de 1970 por Nathan Pritikin, um engenheiro americano que passou a se interessar por nutrição depois de ser diagnosticado, aos 41 anos, com uma doença cardíaca em estágio avançado. Na época, os médicos afirmaram que não havia muito a fazer sobre o caso.

Pouco disposto a aceitar seu destino, Pritikin estudou populações com baixa incidência de doenças cardíacas e baixo nível de colesterol. A partir do momento em que colocou em prática uma dieta própria, aliando pouca ingestão de gordura a atividades aeróbicas, o engenheiro conseguiu reverter seu problema de saúde.

Sem qualquer formação em medicina, Pritikin recebeu críticas por ter criado uma dieta desnecessariamente rigorosa e não obteve reconhecimento imediato da classe médica. Entretanto, em 1976, numa experiência para o programa *60 Minutes*, da CBS, três homens com graves doenças cardíacas seguiram o plano alimentar de Pritikin por um mês. Monitorados pelo Dr. David Lehr, cardiologista do Instituto do Coração de Miami, e pelo próprio Pritikin, todos eles apresentaram melhoras impressionantes.

O engenheiro ficou famoso, e sua teoria de que uma dieta saudável e a prática de exercícios poderiam combater a obesidade e prevenir doenças cardíacas e diabetes tornou-se amplamente aceita, resultando num livro de estrondoso sucesso: *Programa Pritikin de dieta e exercícios.*

Pritikin faleceu em 1985, aos 69 anos, de leucemia. A autópsia revelou que sua doença cardíaca de fato havia sido revertida e não havia mais acúmulo de placas nas artérias.

Nos últimos anos, Robert Pritikin, filho de Nathan, alterou o conceito da dieta do pai, mas o plano alimentar continua sendo essencialmente pobre em gorduras e rico em fibras.

O programa alimentar

A dieta é pobre em gorduras e sal e rica em fibras. Seus adeptos consomem principalmente legumes, verduras, frutas, grãos integrais e feijão, com pequenas porções de laticínios (ou derivados de soja), peixes e uma quantidade limitada de carne magra. Sal e grãos refinados, além de massa branca, pão branco e arroz branco, estão fora do cardápio.

Não há necessidade de contar calorias ou medir porções, mas deve-se calcular a "densidade calórica média da refeição". A ideia é escolher alimentos saudáveis que não sejam "densos em calorias", ou seja, que tenham relativamente poucas calorias por peso. Por exemplo, 500 gramas de brócolis crus contêm apenas 130 calorias, mas 500 gramas de cookies com gotas de chocolate têm impressionantes 2.140 calorias.

Para emagrecer, as pessoas devem manter a densidade calórica média de cada refeição abaixo de 880 calorias por quilo. Como a maioria das hortaliças contém menos da metade dessa quantidade, comer mais verduras e legumes reduzirá a média calórica de cada refeição.

Segundo a Dieta de Pritikin, ao combinar proteína animal magra com legumes e verduras, é possível reduzir a densidade calórica a um nível que propicia o emagrecimento. O programa também recomenda que os seguidores comam menos e com mais frequência em vez de aumentar o tamanho da porção e fazer poucas refeições por dia.

Exercícios

Os exercícios constituem uma parte vital do plano. Pritikin se baseia em três pilares: 30 a 90 minutos diários de exercícios aeróbicos, como natação, ciclismo ou caminhada, para queimar calorias; duas a três sessões por semana de musculação para queimar gordura e desenvolver músculos; e 10 minutos diários de alongamento para manter o corpo flexível.

Como funciona

Quando a dieta pobre em gorduras e o plano de exercícios aeróbicos reverteram sua condição cardíaca, Pritikin convenceu-se de que "doenças degenerativas não são doenças, (mas) resultam do envenenamento ambiental provocado pelos alimentos que ingerimos. Ou seja, quantidades tóxicas de gordura e colesterol".

Segundo Pritikin, a dieta ocidental típica é muito rica em colesterol, gorduras saturadas, gorduras trans e sal, além de incluir muitos alimentos pobres em nutrientes e densos em calorias, como açúcar e outros adoçantes refinados, grãos refinados, gorduras e óleos refinados e álcool. Ao mesmo tempo, carece de fibras e inúmeros elementos importantes.

A Dieta de Pritikin, por outro lado, é pobre em gorduras e sal e rica em alimentos não processados, que contêm vitaminas, minerais, antioxidantes e fibras benéficas, com quantidades adequadas de proteínas e gorduras saudáveis.

Pritikin acreditava que todos nós temos um mecanismo de

sobrevivência evolutiva que nos leva a comer mais do que o necessário, a armazenar gordura e a praticar menos exercícios com o intuito de reservar nossos recursos para épocas difíceis – um instinto que não se encaixa mais nos dias de hoje.

Você pode enganar esse instinto limitando ao máximo a ingestão de gordura e aumentando a quantidade de frutas, legumes, verduras e grãos integrais. Esses alimentos fornecem a sensação de saciedade sem a ajuda da gordura, proporcionando emagrecimento com "liberdade para comer até ficarmos satisfeitos sem limitar porções nem sentir fome".

Para quem é indicada?

Estilo de vida: Pessoas que sofrem com uma rotina estressante. Uma dieta naturalmente saudável para o coração vai ajudá-las a neutralizar um pouco da pressão imposta pelo dia a dia sobre o sistema cardiovascular. Aquelas que já tiveram problemas cardíacos também irão se beneficiar.

Personalidade: Indivíduos que não cuidam muito da alimentação e tendem a comer o que está ao seu alcance, sem pensar no efeito sobre o corpo. É indicada para aqueles que enxergam a comida apenas como fonte de energia, e não algo no qual devem investir tempo para preparar e saborear. A dieta pode ajudá-los a comer de forma consciente e a mudar a maneira de encarar a comida.

Tipo físico: Pessoas que têm o corpo em forma de maçã e armazenam gordura ao redor da cintura são as mais propensas a ter doenças cardíacas.

EXEMPLO DE CARDÁPIO DIÁRIO	
Café da manhã	Cereais integrais; suco de laranja, leite desnatado e iogurte natural
Almoço	Sopa de lentilha com pão integral e salada de brócolis; 1 copo de leite desnatado
Lanche	Palitos de cenoura e aipo crus
Jantar	Camarões e vieiras salteados, arroz integral e legumes cozidos no vapor; 1 maçã

PRÓS	CONTRAS
• Além de emagrecer, a dieta proporciona diversos benefícios à saúde, inclusive para quem tem problemas cardíacos. • É adequada para vegetarianos. • Os adeptos são incentivados a comer até ficarem satisfeitos, por isso nunca sentirão fome.	• O plano alimentar é muito rigoroso. • Deve-se investir bastante tempo, principalmente para seguir o plano de exercícios. • A dieta é incrivelmente pobre em gordura e rica em hortaliças, o que dificulta as refeições fora de casa. • Uma refeição com uma quantidade de gordura muito reduzida pode ficar seca e sem sabor.

Alguma preocupação com a saúde?

A Dieta de Pritikin é muito mais rica em carboidratos complexos e muito mais pobre em gordura do que o recomendado. Com a quantidade de gorduras extremamente limitada – inclusive as boas ou saudáveis, como as que são encontradas nos peixes oleosos –, pode haver deficiência de ácidos graxos essenciais.

Gorduras saudáveis como o ômega-3 também ajudam a manter os níveis do bom colesterol e a reduzir o ruim. Além disso, pesquisadores já comprovaram que alguns nutrientes são mais bem absorvidos pelo corpo quando ingeridos com a dose recomendada de gordura.

A recomendação de ingerir pouca carne e apenas laticínios desnatados também pode acarretar deficiência de vitaminas D, E e B_{12} caso você siga a dieta à risca. A restrição do consumo de laticínios – e, por consequência, de cálcio – também pode aumentar o risco de osteoporose a longo prazo.

Talvez seja recomendável seguir outras dietas mais equilibradas e menos restritivas, que proporcionem os mesmos benefícios para a saúde. A Dieta de Pritikin poderia ser melhor e mais fácil de ser mantida a longo prazo se permitisse uma quantidade ligeiramente maior de gordura insaturada.

Para saber mais...

Visite: www.pritikin.com (em inglês).

Dieta de Scarsdale

Duas semanas de pouco mais do que proteína para garantir o emagrecimento rápido.

Promessa de emagrecimento

"Perca até 9 quilos em 14 dias."

Dr. Herman Tarnower

A Dieta de Scarsdale foi uma das primeiras dietas ricas em proteínas a virar febre. Especializado no tratamento de pacientes obesos, o Dr. Herman Tarnower, de Scarsdale, Nova York, divulgou o plano alimentar no livro *A Dieta Médica de Scarsdale*, publicado originalmente em 1979. A dieta ganhou mais notoriedade no ano seguinte, quando o Dr. Tarnower foi assassinado por sua amante de longa data, diretora de um famoso internato para meninas.

O programa alimentar

O Dr. Tarnower queria criar um plano que ajudasse seus pacientes obesos a emagrecer e, o mais importante, não voltar a engordar. Propôs, então, uma rígida dieta de baixas calorias (850 a 1.000 calorias por dia), pobre em gorduras e carboidratos, a ser feita por 14 dias. Depois, deveria-se seguir o Programa Keep Trim para a manutenção do peso – um plano menos rígido que durava de uma a duas semanas – antes de retornar ao programa da dieta por mais 14 dias, se necessário.

A Dieta de Scarsdale envolve o alto consumo de proteínas, predominando carnes magras, saladas, frutas e pão rico em proteína. O café da manhã é composto de ½ grapefruit (toranja) e uma fatia de pão. O almoço pode conter apenas frutas, ou então carne, peixe ou queijo com verduras e/ou legumes. No jantar, carne ou peixe com hortaliças. Entre as refeições, só é permitido o consumo de cenoura crua e aipo. É proibido ingerir álcool, mas chá, café, refrigerante diet e água estão liberados. Não é permitido o consumo de batata, leguminosas (só vagem) nem massas, arroz e outros grãos – exceto pão, quando especificado.

Exercícios

Recomenda-se caminhar 3 quilômetros por dia.

Como funciona

Trata-se de uma dieta com rígido controle de calorias, sendo uma das primeiras baseadas no consumo de proteínas. O Dr. Tarnower queria usar o estado metabólico da cetose como gatilho para a perda de peso. Normalmente, o corpo queima carboidratos para gerar energia. A restrição de carboidratos obriga o corpo a entrar em cetose, queimando gordura.

Uma pessoa em estado de cetose obtém energia das cetonas, pequenos fragmentos de carbono que são o combustível criado pela quebra dos depósitos de gordura. Em busca de energia, o organismo acaba recorrendo a eles em vez de utilizar os alimentos ricos em carboidratos. Quando o corpo está em cetose, a pessoa tende a sentir menos fome e, portanto, come menos.

O plano inclui também comer metade de um grapefruit por dia no café da manhã por causa da suposta "enzima de queima de energia" que a fruta contém. Segundo Tarnower, isso otimiza os resultados porque impede o metabolismo de se ajustar à ingestão de menos calorias.

EXEMPLO DE CARDÁPIO DIÁRIO	
Café da manhã	½ grapefruit e 1 fatia de torrada integral; café (sem açúcar e sem leite)
Almoço	Atum em lata, salada com molho light; café
Jantar	Cordeiro assado (sem gordura aparente), salada com molho vinagrete; café

PRÓS	CONTRAS
• A dieta é muito específica, o que a torna fácil de seguir. • O emagrecimento rápido é um fator de motivação, especialmente para as pessoas que precisam entrar em forma até determinada data. • Não há controle do tamanho das porções, por isso você pode comer à vontade os alimentos permitidos na dieta. • Não há problema para comer fora, pois você pode simplesmente escolher um prato de carne ou peixe com legumes e verduras.	• Como a dieta enfatiza as carnes magras, e a maior parte das calorias vem de proteínas de origem animal, os vegetarianos teriam dificuldade de segui-la. • Existe um grande risco de que todo o peso perdido seja recuperado após a interrupção da Dieta de Scarsdale ao fim dos primeiros 14 dias. • Em estado de cetose, as pessoas normalmente apresentam sintomas como dor de cabeça, mau hálito e prisão de ventre.

Para quem é indicada?

Estilo de vida: Pessoas que dispõem de tempo para planejar e preparar as refeições, gostam de carne e de comer fora. Pessoas que precisam entrar em forma para uma festa ou um evento especial.

Personalidade: Indivíduos que adoram seguir regras e não se importam com uma dieta restrita. Pessoas impacientes que desejam resultados rápidos.

Tipo físico: Qualquer um, mas a dieta funciona melhor para quem quer emagrecer pelo menos 13 quilos.

Alguma preocupação com a saúde?

Muitos seguidores da dieta se queixam de fadiga e fome extrema. O consumo de 850 a 1.000 calorias por dia é muito baixo, mesmo para uma pessoa moderadamente ativa. Por isso não se deve colocar o plano alimentar em prática sem acompanhamento médico.

Algumas pessoas sentem dificuldade de seguir as atividades físicas recomendadas por causa da baixíssima ingestão de calorias. Seguir o programa alimentar uma vez durante 14 dias provavelmente não acarreta riscos à saúde, a não ser que você já sofra de algum problema. Mas repetir o ciclo pode ser perigoso a longo prazo, já que a dieta apresenta deficiências nutricionais. As dietas com alto teor de proteínas não são indicadas para pessoas com distúrbios renais e foram associadas a altos níveis de cálculo renal e osteoporose.

Os críticos da Dieta de Scarsdale argumentam que os adeptos perdem peso apenas em líquido e voltam a engordar assim que a interrompem. Alguns especialistas temem que a dieta cause o efeito sanfona, normalmente considerado ruim para a saúde, além de afetar permanentemente o metabolismo, dificultando ainda mais o emagrecimento.

Dieta das Seis Refeições por Dia

O segredo para emagrecer é comer pouco e com frequência em vez de fazer apenas três refeições por dia.

Promessa de emagrecimento
Perca 4,5 quilos nos 14 primeiros dias – sem contar calorias, sem passar fome e sem privação.

Não se sabe direito como surgiu a filosofia dessa dieta, mas algumas pessoas acreditam que tenha sido em meados da década de 1950 entre os fisiculturistas, que comiam pouco e com frequência para manter altos os níveis de energia.

Como plano de emagrecimento, a prática foi popularizada na primeira década do século XXI, quando várias celebridades alegaram cultivar a forma física fazendo seis pequenas refeições por dia. São adeptas desta dieta as atrizes americanas Jessica Biel, Eva Longoria e Charlize Theron.

Depois de emagrecer 18 quilos fazendo seis minirrefeições por dia, o americano Jorge Cruise, especialista em fitness, desenvolveu um plano alimentar baseado na ideia. Escreveu então o livro *A Dieta das 3 horas*, que entrou para a lista dos mais vendidos do *The New York Times*, recomendando a ingestão de alimentos leves de três em três horas.

O programa alimentar

A dieta se apresenta como a antítese dos planos com baixo teor de carboidratos: estimula os adeptos a comer carboidratos e doces todos os dias. A questão principal não é o que comer, e sim *quando* comer.

Deve-se tomar o café da manhã uma hora depois de se levantar e então comer a cada três horas, parando três horas antes de ir dormir. Caso o café da manhã seja consumido às 7 horas, deve-se fazer um lanchinho de 100 calorias às 10. Três horas depois do lanche vem o almoço e, três horas mais tarde, outro lanche de 100 calorias, seguido do jantar, três horas depois.

Durante o jantar, ou logo após, você tem direito a uma guloseima de 50 calorias. O segredo aqui é ingeri-la três horas antes de ir dormir. Depois disso, deve-se fechar a boca.

Também é importante controlar as porções. De acordo com Cruise, você deve visualizar o que está comendo. Imagine um prato no qual "visualiza" quatro itens:

- Um cubo mágico, representando sua porção de carboidratos no café da manhã, no almoço e no jantar.
- Um baralho de cartas, simbolizando a porção de proteína em cada refeição (aproximadamente 85 gramas). Você pode escolher a proteína de sua preferência – de frango a queijo, ovos ou peixe.
- A tampa de uma garrafa representa a quantidade de gordura no seu prato – pouco mais de uma colher de chá. Pode ser molho para salada, manteiga, azeite, etc.
- Três caixas de DVD empilhadas representam a quantidade de frutas, legumes ou verduras que devem estar presentes em cada refeição.

Para Cruise não existem alimentos ruins, apenas porções ruins. Com esse método de visualização, você descobrirá que todas as refeições podem ser balanceadas, contendo cerca de 400 calorias cada uma. Cruise aconselha também beber muita água e tomar um polivitamínico por dia.

Exercícios

Não há recomendação de atividades físicas.

Como funciona

De acordo com Cruise, comer a cada três horas pode ajudar a controlar o apetite, aumentar os níveis de energia, preservar massa muscular, reduzir a circunferência da cintura e queimar gordura, tudo isso apenas por meio da dieta – por isso o livro não inclui um programa de exercícios.

Ele acredita que ingerir pequenas porções leves com frequência treina o corpo a reprogramar constantemente o metabolismo. Como o organismo, na verdade, queima algumas calorias para digerir os alimentos e a digestão é um processo metabólico, fazer uma refeição "aceleraria" o metabolismo. Então, ao comer com frequência, o metabolismo se manteria constantemente acelerado.

Se o intervalo entre as refeições passar de três horas, seu corpo acreditará que está com fome e fará o possível para armazenar as próximas calorias disponíveis sob a forma de gordura, a fim de garantir a sobrevivência, em vez de queimá-las. Comer a cada três horas também reduz a gordura da região abdominal, afirma Cruise, pois refeições regulares reduzem os níveis de cortisol, o hormônio do estresse, que, segundo as pesquisas, faz com que o corpo armazene o excesso de gordura. Além disso, acredita-se que comer com frequência mantém estáveis os níveis de açúcar no sangue, ajudando a reduzir o apetite.

Cruise também enfatiza que não restringir as opções de alimentos é essencial para o sucesso da dieta, pois você nunca sentirá vontade de "sair da linha" e sabotar o seu emagrecimento.

EXEMPLO DE CARDÁPIO DIÁRIO	
Café da manhã	1 ovo cozido, 1 fatia de pão integral, molho salsa (à base de tomate e pimenta) e 1 fatia de melancia
Lanche	12 castanhas-de-caju
Almoço	1 cheeseburguer com salada
Lanche	24 cerejas
Jantar	Carne com brócolis salteados e 1 maçã; 7 jujubas
Sobremesa	7 jujubas

PRÓS	CONTRAS
• A maior parte das dietas de restrição calórica provoca fome, mas, com cinco refeições por dia, você não vai sentir nenhuma. • Você não precisa abrir mão da sua comida favorita – nessa dieta, não há alimentos "ruins". • Não há problema nenhum em comer fora – até hambúrguer faz parte do plano!	• A dieta pode não se adequar às pessoas que têm dificuldade de controlar a quantidade de comida de cada refeição, pois, quanto mais vezes sentam para comer, mais oportunidades elas têm de exagerar. • Comer com frequência, na verdade, pode significar menos nutrição e mais calorias para quem não planeja lanches e refeições com sensatez. • Você precisa ter alimentos saudáveis disponíveis a cada três horas. • Fazer seis refeições por dia pode ser um desafio para quem come fora, e alguns locais de trabalho podem não ser propícios ao plano.

Para quem é indicada?

Estilo de vida: Pessoas muito organizadas ao longo do dia de trabalho, com inúmeros compromissos e reuniões, que talvez precisem comer correndo. Preparar pequenas porções com antecedência vai ajudá-las a encaixar uma alimentação saudável em sua atribulada rotina diária.

Personalidade: Indivíduos que buscam recompensas, que se presenteiam com guloseimas quando as coisas dão certo ou se reconfortam com comida quando algo sai errado. A dieta não proíbe o consumo de guloseimas, mas ensina a ingeri-las de maneira comedida. Ela também pode servir para quem gosta de planejar.

Tipo físico: Pessoas relativamente magras, mas com gordura concentrada na barriga e no quadril por causa de lanches em excesso. O plano pede que você desvie o foco de lanches calóricos para refeições leves.

Alguma preocupação com a saúde?

Não há exatamente com que se preocupar em relação a essa dieta, já que não elimina grupos de alimentos. Há, na verdade, uma preocupação real de que fazer seis refeições por dia possa levar algumas pessoas a ingerir ainda mais calorias do que antes. Além disso, como não existem alimentos "ruins", os seguidores dessa dieta podem acabar fazendo escolhas alimentares inadequadas na hora das refeições, empanturrando-se de doces em vez de alimentos ricos em nutrientes. Cruise simplesmente parte do pressuposto de que os adeptos têm autocontrole e sabem fazer boas escolhas.

A ciência por trás da dieta também é questionável. Um artigo publicado no *The American Journal of Clinical Nutrition* concluiu que não há vantagem real em fazer seis refeições por dia para quem quer emagrecer. Entretanto, outro estudo, publicado no *British Journal of Nutrition*, não encontrou diferença no emagrecimento entre as pessoas que consumiam suas calorias em três refeições por dia e as que o faziam em seis.

Para saber mais...

Leia: *A Dieta das 3 Horas*, Jorge Cruise (BestSeller, 2006).

Dieta Sem Glúten

Livre-se do trigo e de outros grãos com glúten para ajudar a eliminar o inchaço e os quilos a mais.

Promessa de emagrecimento

Além de todos os benefícios para a saúde digestiva, algumas dietas sem glúten prometem a eliminação de até 4,5 quilos em apenas duas semanas.

A Dieta Sem Glúten foi originalmente desenvolvida para ajudar a combater a doença celíaca – uma doença autoimune que faz o glúten, encontrado no trigo, na cevada e no centeio, provocar uma reação imunológica que danifica o revestimento do intestino delgado.

A doença celíaca afeta cerca de 2 milhões de brasileiros e seus sintomas compreendem desde um leve inchaço e indigestão a dores de estômago mais intensas, diarreia e anemia, por causa da má absorção de nutrientes pelo organismo.

O glúten foi identificado pela primeira vez como gatilho para a doença em 1950, quando o pediatra holandês Willem Dicke descobriu que a eliminação do trigo da alimentação fazia os sintomas desaparecerem. A Dieta Sem Glúten transformou a vida de milhões de portadores da doença e continua sendo a base do tratamento até hoje.

A dieta começou a ter o emagrecimento como objetivo depois que algumas celebridades, como a atriz Gwyneth Paltrow e a apresentadora de TV Elisabeth Hasselbeck, afirmaram evitar comer glúten. Esta última ajudou a popularizar a dieta ao publicar o livro *The G-Free Diet* em 2009, depois de ser diagnosticada com doença celíaca.

Embora o livro desaconselhe o autodiagnóstico e encoraje as pessoas a consultar um médico, ele promove uma alimentação sem glúten por outros motivos, como perda de peso, controle da síndrome do intestino irritável, aumento da energia, melhora da concentração e digestão mais rápida. Segundo Elisabeth, "mesmo as pessoas que não apresentam problemas de saúde têm muito a ganhar abrindo mão do glúten".

O programa alimentar

Devem ser eliminados da alimentação todos os grãos que contêm glúten, portanto nada de consumir trigo, centeio ou cevada. As fontes mais óbvias da substância são a farinha de trigo, os cereais matinais industrializados e qualquer coisa feita com farinha de trigo, como pães, massas, bolos, biscoitos e empanados.

O glúten também pode ser encontrado em alimentos menos óbvios, como sopas, molhos, cerveja, refeições semiprontas e produtos industrializados (como salsicha, sorvete e batata chips). Os espessantes e as coberturas muitas vezes contêm trigo em sua composição. Para facilitar a identificação desses alimentos, qualquer ingrediente derivado de trigo, cevada, centeio ou aveia deve, por lei, ser apontado na lista de ingredientes das embalagens.

Os alimentos que compõem a Dieta Sem Glúten não contêm naturalmente a substância, como carne, peixe, frutas, legumes e verduras; arroz, batata, lentilha e alguns grãos, como trigo-sarraceno, quinoa e painço. Hoje muitos produtos industrializados são feitos especialmente para esse público.

Exercícios

Não há um plano de atividades físicas específicas recomendadas para acompanhar a dieta. No entanto, como a principal fonte de combustível são os carboidratos proveniente do trigo e de outros alimentos com glúten, é importante incluir itens sem glúten que manterão elevado o nível de energia se você estiver se exercitando.

EXEMPLO DE CARDÁPIO DIÁRIO	
Café da manhã	Panquecas de trigo-sarraceno com frutas vermelhas frescas; xarope de bordo
Almoço	Sopa de macarrão de arroz com frango e legumes
Jantar	Salsichas sem glúten com batata-doce assada, brócolis, abobrinha e ervilha
Lanche	1 maçã e 8 castanhas-do-pará

Como funciona

Muitas pessoas, mesmo as que não possuem doença celíaca, não conseguem digerir completamente o glúten, por deficiência de algumas enzimas necessárias para processá-lo. Os defensores da dieta acreditam que evitar o consumo de trigo e outros grãos que contêm glúten melhora a saúde em geral. Existe também a alegação de que o trigo causa problemas alimentares por conta das práticas de plantio modernas e da modificação genética, que o tornam completamente diferente do trigo "natural" consumido por nossos ancestrais.

Para quem é indicada?

Estilo de vida: Pessoas que gostam de cozinhar e têm na alimentação o foco da rotina diária. Se você já consulta os rótulos e adora adaptar receitas, será fácil criar refeições sem glúten.

Personalidade: Indivíduos extremamente analíticos e amantes dos detalhes, que vão gostar do desafio de garantir que não haja glúten no seu prato.

Tipo físico: Pessoas que sofrem de inchaço. A retenção de água pode estar associada à intolerância ao glúten.

PRÓS	CONTRAS
• Se você tem doença celíaca ou intolerância ao trigo, esta dieta pode resolver seus problemas. • Encoraja a leitura dos rótulos e a conscientização em relação ao que você come. • Ao evitar o glúten, você deverá ingerir menos alimentos industrializados. • Reduzir a quantidade de carboidratos na alimentação pode estimular o consumo de frutas, verduras e legumes.	• A falta de fibras alimentares vinda das fontes tradicionais pode causar problemas digestivos. • É difícil evitar completamente a ingestão de glúten, já que ele está presente em muitos molhos e condimentos. • Simplesmente optar por produtos sem glúten não garante que eles tenham baixas taxas de calorias, gordura, açúcar ou sal. • A eliminação do glúten retira o sabor característico de certos alimentos, como pães. • Os alimentos sem glúten podem ser duas ou três vezes mais caros.

Alguma preocupação com a saúde?

Embora os especialistas concordem sobre a importância da Dieta Sem Glúten para quem sofre de doença celíaca, não há indícios de que ela possa ajudar pessoas que não sofrem de intolerância ao glúten a perder peso – ou de que é realmente saudável para quem não tem a doença celíaca eliminar o glúten da alimentação.

Outro perigo é que as versões sem glúten dos produtos costumam conter mais açúcar e gordura, para que fiquem mais saborosos. Uma pesquisa feita pelo jornal *The Sunday Times* sobre produtos sem glúten de quatro grandes supermercados britânicos revelou que a maioria continha mais gordura do que os produtos padrão – uma tigela de granola sem glúten pode engordar mais do que uma barra de chocolate.

Trigo integral, centeio e cevada são repletos de fibras e nutrientes importantes. Portanto, ao substituir esses produtos, o praticante da dieta pode acabar ingerindo grande quantidade de alimentos desprovidos de elementos valiosos, como fibras e ferro.

Por ser uma dieta muito rígida, consulte seu médico antes de suspender o consumo de glúten.

Para saber mais...

Leia: *Gluten-Free Girl Every Day*, Shauna Ahern (John Wiley & Sons, 2013).

Dieta da Sopa de Repolho

Baseada principalmente numa sopa de legumes, esta é uma clássica dieta radical, com todos os riscos para a saúde dela decorrentes.

Promessa de emagrecimento
Perca 4,5 a 6,8 quilos em sete dias.

A autoria dessa dieta de resultado rápido é desconhecida, mas as instruções para a Dieta da Sopa de Repolho começaram a circular nos anos 1980 por meio de fax e boca a boca. No entanto, a dieta parece não ter origem em nenhum livro, médico, nutricionista ou outra fonte especializada. Isso gerou especulações e a dieta foi associada a várias fontes, como o Exército americano e o Sacred Heart Memorial Hospital. Este chegou, inclusive, a divulgar uma declaração afirmando que não havia criado esse programa alimentar e não o considerava uma forma saudável de controlar o peso.

Por não ter origem conhecida, surgiu entre seus seguidores um efeito "telefone sem fio", que levou a diversas variações da dieta e da receita da sopa de repolho.

O programa alimentar

Todas as versões da dieta têm uma lista restrita do que é permitido comer durante uma semana. Ela tem como base a sopa de repolho, além de alguns alimentos pouco calóricos, como frutas, verduras, legumes, leite desnatado e carne. Você poderá tomar quanta sopa de repolho desejar. O programa recomenda beber muita água e evitar o consumo de álcool. Como os alimentos desta dieta contêm poucas calorias e proteínas, é aconselhável segui-la somente por uma semana de cada vez.

A receita da sopa de repolho varia ligeiramente de versão para versão, mas sempre inclui repolho e outros legumes de baixa caloria, como cebola, aipo, cenoura, pimentão, cogumelo e tomate, e costuma ser temperada com caldo de carne e suco de tomate.

Exercícios

Não há plano de exercícios para acompanhar a dieta.

Como funciona

A dieta não está relacionada a fundamentos científicos que expliquem seu funcionamento. Não há nada de mágico no repolho ou na sopa que estimule o emagrecimento, mas, como nem as pessoas que comem muito vão aguentar ingerir tanta sopa, a dieta parece funcionar justamente por ser pouco calórica.

A Dieta da Sopa de Repolho é quase um jejum modificado, pois são consumidas tão poucas calorias que seus seguidores acabam emagrecendo muito, e rápido. No entanto, a maior parte do peso inicial perdido será na forma de líquido, não de gordura. Portanto é bem provável de os quilos retornarem assim que a pessoa voltar a se alimentar normalmente.

Para quem é indicada?

Estilo de vida: Pessoas que preparam refeições apenas para si (não para a família inteira), que não levam em consideração uma alimentação balanceada ou que querem entrar em forma depressa para algum evento especial.

Personalidade: Pessoas que se concentram numa tarefa, gostam de ver resultados rápidos e não querem ficar presas a algum tipo de dieta por mais de uma semana.

Tipo físico: Pessoas corpulentas. Com tão poucas calorias para queimar, você não terá mesmo muita energia para praticar exercícios. Portanto, se seu objetivo for reduzir medidas e tonificar áreas musculares problemáticas, é bem provável que esta dieta não o ajude.

EXEMPLO DE CARDÁPIO DIÁRIO

A ideia é tomar quanta sopa de repolho você desejar todos os dias – o suficiente para mantê-lo saciado – e comer outros alimentos específicos em cada dia da semana.

Dia 1	Sopa de repolho à vontade e frutas (exceto banana)
Dia 2	Sopa de repolho à vontade; alguns legumes. Para o jantar, 1 batata cozida (com a casca) com manteiga. Nenhuma fruta
Dia 3	Sopa de repolho à vontade; frutas e legumes de sua preferência (exceto batata e banana)
Dia 4	Sopa de repolho à vontade; leite desnatado e banana
Dia 5	Sopa de repolho à vontade; 600g de carne e 6 tomates
Dia 6	Sopa de repolho à vontade; carne e legumes à vontade (exceto batata)
Dia 7	Sopa de repolho à vontade; um pouco de arroz integral e legumes

PRÓS	CONTRAS
• É fácil de seguir a dieta, já que não há contagem de calorias ou de carboidratos nem programa de exercícios ou mudanças de estilo de vida. • Produz resultados rápidos e é barata por conta de sua natureza limitada. • Dura apenas uma semana.	• Se você emagrecer rápido demais, é provável que, na verdade, esteja perdendo água, não gordura. • Como não há mudança nos hábitos alimentares, talvez você recupere rapidamente os quilos perdidos. • A grande quantidade de repolho ingerida provoca gases. • A natureza restritiva da dieta pode levar à monotonia. • Apesar de poder tomar quanta sopa quiser, você provavelmente ainda sentirá fome o tempo todo.

Alguma preocupação com a saúde?

Como dura apenas uma semana, a Dieta da Sopa de Repolho não chega a prejudicar pessoas saudáveis, mas mesmo assim possui aspectos preocupantes. Ela costuma ser comparada a dietas pobres em calorias prescritas para obesos. Neste caso, eles usam substitutos de refeições enriquecidos com nutrientes. Especialistas assinalam que qualquer dieta com menos de 1.200 calorias por dia só é segura sob supervisão médica.

Apesar da grande quantidade de sal, os ingredientes da sopa de repolho são saudáveis. O problema é que, com tão poucas calorias, é quase impossível obter os nutrientes necessários para saciar a fome de maneira apropriada. A Dieta da Sopa de Repolho é deficiente em proteínas, carboidratos e gorduras essenciais. Por isso, se for seguida por muito tempo, provocará graves problemas nutricionais.

Se você tem saúde frágil, os possíveis efeitos colaterais da dieta podem ser mais graves. Talvez seja difícil para um diabético, por exemplo, manter os níveis de glicose sob controle. Em suma, os médicos concordam em considerá-la uma dieta radical que deve ser evitada.

Para saber mais...

Visite: www.cabbage-soup-diet.com (em inglês).

Dieta de South Beach

Troque os "maus" carboidratos pelos "bons" e emagreça em 15 dias, além de melhorar sua saúde cardíaca para o resto da vida.

Promessa de emagrecimento
Emagreça 3,5 a 6 quilos em duas semanas e reduza os níveis de colesterol, bem como o risco de doenças cardíacas, diabetes e certos tipos de câncer.

A Dieta de South Beach foi criada pelo cardiologista Arthur Agatston e pela nutricionista Marie Almon como alternativa aos programas populares de emagrecimento baseados no baixo consumo de gorduras.

Embora aceitasse a crença predominante de que uma dieta com pouca gordura reduziria o colesterol e preveniria as doenças cardíacas, Agatston descobriu que os pacientes tinham dificuldade em segui-la. Ele já conhecia a Dieta do Dr. Atkins, mas temia que o consumo de carboidratos e de fibras fosse baixo demais, e o de gordura saturada, alto demais, por isso decidiu elaborar um novo plano alimentar para seus pacientes.

Ainda que tivesse como principal objetivo melhorar a saúde cardíaca, Agatston descobriu que, como efeito colateral, seus pacientes também emagreciam bastante. Em 2003, ele apresentou o programa no best-seller *A Dieta de South Beach*, cujo nome remete ao bairro de Miami onde morava.

A dieta se tornou popular quando o ex-presidente Bill Clinton admitiu segui-la e, desde então, Agatston escreveu vários livros sobre ela.

O programa alimentar

Não há contagem de calorias nem regras sobre o tamanho das porções – você faz três refeições por dia e, em cada uma, come até se sentir saciado. A dieta tem menos carboidratos e mais proteínas e gorduras saudáveis do que um plano típico de alimentação equilibrada, mas não impõe uma rígida restrição de carboidratos. Em vez de evitar todos os carboidratos e gorduras, você só precisa saber a diferença entre os "bons" e os "maus" carboidratos, identificar as gorduras "ruins" e se limitar a comer as boas variedades de cada tipo de alimento.

Os "maus" carboidratos são representados pelos açúcares e grãos altamente refinados, além dos alimentos com alto IG, que compõem grande parte da alimentação ocidental típica. Os "bons" carboidratos são alimentos relativamente não processados, como legumes e verduras, leguminosas e grãos integrais, com baixo IG. As gorduras ruins são as do tipo trans e saturadas e as boas são as insaturadas e os ácidos graxos ômega-3.

A dieta exclui, especificamente, carnes vermelhas e aves gordurosas, substituindo-as por carnes magras, nozes e peixes oleosos. Subdivide-se em três fases, e as restrições diminuem à medida que se avança:

Fase 1: Dura duas semanas e envolve eliminar praticamente todos os carboidratos da dieta, inclusive massas, arroz, pães, produtos de confeitaria e frutas. O consumo de sucos de fruta ou álcool não é permitido. Verduras e legumes com baixo IG, ricos em fibras, como brócolis e couve, são permitidos, mas a dieta se concentra na ingestão de proteína magra, laticínios light e alimentos que contêm gorduras insaturadas saudáveis, entre eles abacate, oleaginosas e sementes.

Fase 2: Nas duas semanas seguintes, reintroduzem-se carboidratos com baixo IG, na maior parte frutas, legumes e verduras, além de pão, massa e arroz integrais. Você ainda pode escolher dois itens da lista de alimentos proibidos e reintroduzi-los, como uma recompensa – massa ou chocolate, por exemplo.

Fase 3: A fase de manutenção dura a vida toda. Não existe uma lista de alimentos permitidos ou proibidos. A expectativa é que os seguidores da dieta apliquem os conhecimentos adquiridos à vida, inclusive as recompensas ocasionais.

Exercícios

O Dr. Agatston recomenda 20 minutos de exercícios por dia, alternando entre treinamento intervalado e exercícios normais diariamente.

Como funciona

Segundo Agatston, a vontade de comer determinados alimentos é provocada não pelos carboidratos em geral, e sim pelos alimentos com alto IG, ricos em carboidratos digeridos rapidamente pelo organismo, que ocasionam uma súbita elevação nos níveis de açúcar no sangue. Entre esses alimentos estão açúcares e grãos altamente refinados. Agatston acredita que as pessoas têm dificuldade de seguir dietas com baixo teor de gordura porque apesar disso elas são ricas em carboidratos.

A proibição do consumo desses alimentos nas duas primeiras semanas da dieta corrigiria a reação do organismo a eles e acabaria com a vontade de comer doces. O emagrecimento ocorreria não por causa da menor quantidade de comida, e sim porque diminui a quantidade de alimentos que dão vontade de comer mais.

Segundo os preceitos da Dieta de South Beach, a prática regular de atividades físicas acelera o metabolismo e ajuda a impedir as fases de estagnação no emagrecimento. É recomendado alternar exercícios de alta intensidade com períodos de descanso. Assim como um automóvel gasta mais combustível quando você freia e acelera, o treinamento intervalado queima mais calorias do que uma caminhada em ritmo constante. Agatston afirma: "Quanto maior a intensidade da atividade, mais longa a queima posterior; ou seja, você continuará queimando gordura e calorias depois de ter terminado a sessão de exercícios."

EXEMPLO DE CARDÁPIO DIÁRIO

Fase 1

Café da manhã	Salmão defumado com ovo poché e espinafre; suco de tomate
Lanche	1 fatia de queijo light com pepino cortado em cubos
Almoço	Salada de atum com feijão-branco e abacate
Lanche	Tomate e salsicha de peru light
Jantar	Frango assado com salada verde e pistache, corações de alcachofra assados
Sobremesa	Iogurte desnatado com granola

Para quem é indicada?

Estilo de vida: Pessoas que mantêm um ritmo caótico no dia a dia e buscam um plano alimentar que lhes proporcione estabilidade para o resto da vida. Talvez seja necessário esperar algumas semanas para dar o pontapé inicial, definindo o peso a alcançar em determinado período.

Personalidade: Indivíduos hiperativos que precisam de uma dieta que equilibre os níveis de açúcar no sangue e tenha efeito calmante.

Tipo físico: Pessoas naturalmente magras, mas que fazem a dieta errada. Indivíduos que sentem vontade de comer doces, o que a dieta pode ajudar a controlar.

PRÓS	CONTRAS
• É uma dieta fácil de seguir, pois não é preciso se preocupar com o tamanho das porções nem contar calorias. • Depois das duas primeiras semanas, a dieta não restringe tanto os alimentos. • Você não sentirá fome, pois a ideia é comer até se sentir saciado. • A dieta deve eliminar a vontade de comer doces.	• A restrição extrema de carboidratos durante as duas primeiras semanas requer força de vontade e pode causar fraqueza e tremores. • Na Fase 1 é difícil ingerir cinco porções diárias de fruta, o que pode causar deficiência de vitaminas e minerais. • A falta de orientação quanto ao tamanho das porções pode levá-lo a comer demais. • Na hora de implementar permanentemente as mudanças na alimentação, você não conta com regras para seguir, o que pode levar à volta dos maus hábitos alimentares.

Alguma preocupação com a saúde?

Um estudo publicado em 2006 no *Journal of General Internal Medicine* sugeriu que não há fundamentação científica para algumas das alegações apresentadas no livro *A Dieta de South Beach*. A dieta em si é relativamente saudável, por ser rica em legumes, verduras, frutas, grãos integrais e proteína magra, além de não eliminar nenhum dos principais grupos de alimentos. Mas os especialistas atentam para o fato de que, durante a Fase 1, grande parte do peso perdido é formado de água.

As diretrizes para um emagrecimento saudável recomendam que não se deve perder mais que 900 gramas por semana, por isso a dieta pode ser considerada pouco equilibrada ao promover uma intensa perda de peso - até 6 quilos - nas duas primeiras semanas. Além disso, é bem provável que o plano dê certo apenas por ser o resultado de uma severa restrição calórica ocasionada pela eliminação de todos os carboidratos.

Entretanto, depois das duas semanas iniciais, caso sejam implementadas as orientações gerais a longo prazo, trata-se de uma dieta nutritiva e balanceada.

Para saber mais...

Leia: *A Dieta de South Beach aditivada*, Dr. Arthur Agatston (Editora Sextante, 2008).

Dieta do Tipo de Personalidade

Descubra seus maus hábitos alimentares, elimine o "falso peso" e permaneça magro pelo resto da vida.

Promessa de emagrecimento
Identifique os maus hábitos, perca peso e se mantenha em forma a longo prazo.

A Dieta do Tipo de Personalidade foi criada pelo professor de medicina Robert F. Kushner, da Northwestern University, em Illinois, bastante experiente no tratamento de pacientes obesos. Ao notar a frustração dos adeptos de dietas depois de tantas tentativas fracassadas, ele concluiu que era equivocado utilizar o mesmo método de emagrecimento para todos.

"Ao prestar mais atenção aos fatores de sobrepeso dos meus pacientes, eu notava padrões definidos. Um paciente se alimentava à noite, outro usava a comida para lidar com o estresse e um terceiro gostava de praticar exercícios mas não conseguia inseri-los em sua rotina atribulada", explica Kushner.

Os diferentes estilos de vida e o modo como eles afetam o ganho de peso e o sucesso da dieta constituíram a base do livro *Dr. Kushner's Personality Type Diet*, cuja primeira edição foi publicada em 2004.

O programa alimentar

Enquanto a maioria das dietas se concentra em grupos alimentares e planos de refeição, a Dieta do Tipo de Personalidade destaca a importância do perfil do seguidor da dieta. Primeiro o indivíduo precisa compreender o impacto de seu comportamento na alimentação (comer de forma inconsciente, ter padrões para lidar com situações). Deve olhar para trás e verificar se certos acontecimentos da vida – como o fim de um relacionamento, o nascimento dos filhos ou a mudança de emprego – causaram o ganho de peso.

Depois de identificar os gatilhos do seu ganho de peso, a pessoa deve responder a um questionário sobre os hábitos alimentares, revelando sua personalidade – talvez ela goste de assaltar a geladeira à noite ou seja alguém carente que come por motivos emocionais. A definição do perfil ajudará a pessoa a prestar atenção nos padrões de estilo de vida que a atrapalham. Kushner, então, oferece conselhos para que ela supere essas características e mude suas atitudes mais problemáticas.

A cada semana, os adeptos da dieta devem se concentrar em melhorar aspectos diferentes da vida para ajustar sua nova forma de lidar com a comida. Primeiro, Kushner se volta para o ambiente doméstico – por exemplo, pedindo que você elimine da despensa os alimentos problemáticos e os substitua por alternativas saudáveis. Em seguida, os adeptos da dieta são incentivados a "assumir o controle" de suas atividades diárias, adquirindo um pedômetro e buscando maneiras de caminhar mais durante o dia. Por último, devem controlar sua vida social e aprender a escolher refeições saudáveis quando comem fora.

Não há um plano de refeição definido ou contagem de calorias. Porém, Kushner defende uma dieta amplamente vegetariana, com baixo teor de gordura, repleta de certos "superalimentos", como frutas, verduras, legumes, grãos, castanhas, sementes, feijões, lentilha e produtos de soja. Peixes e aves estão no cardápio, mas a carne vermelha magra deve ser consumida com moderação.

Exercícios

O plano também identifica suas características em relação aos exercícios para ajudá-lo a encontrar o treino mais adequado.

Como funciona

Kushner acredita que a solução para o controle do peso não está em seguir um plano de dieta ou "regras alimentares" tolas, e sim em ter uma compreensão melhor de si mesmo e seu estilo de vida.

A dieta se baseia numa condição chamada "síndrome de beliscar", que precisa ser tratada para que você consiga emagrecer. Para o Dr. Kushner, essa síndrome nos incentiva a ingerir alimentos como estratégia para lidar com as pressões da vida moderna – ainda mais com tantos pratos baratos e práticos disponíveis. Assim, ganhamos o que ele chama de "peso falso". "O peso falso não é o peso resultante de genética, metabolismo, apetite, estrutura do corpo ou pouca força de vontade", explica Kushner. "É o peso resultante de uma adaptação inconsciente às pressões multifacetadas da sociedade moderna."

EXEMPLO DE CARDÁPIO DIÁRIO

Em vez de descrever o que se deve comer em cada refeição, o livro fornece dicas sob medida e fáceis de seguir para diferentes tipos de personalidade.

Para quem belisca sem controle
Crie uma estrutura de apoio; apenas coma e aproveite a refeição; fique atento aos sinais de fome e saciedade; abuse de fibras e água

Para quem belisca à noite
Redistribua as calorias; mantenha sua geladeira livre de guloseimas; planeje um lanche noturno

PRÓS	CONTRAS
• É uma dieta elaborada só para você – não há necessidade de seguir todas as regras do livro, apenas as que se encaixam na sua personalidade. • A dieta não requer mudanças significativas e se subdivide em pequenos passos controláveis. • Não é restritiva e equilibra carboidratos, proteínas e gorduras. • Pode ajudá-lo a identificar características da sua personalidade que talvez tenham atrapalhado outras dietas no passado.	• A ausência de um plano de refeições estruturado pode dificultar a adesão principalmente de pessoas que gostam de seguir orientações detalhadas. • Embora não elimine grupos de alimentos, não se engane pensando que é uma dieta fácil – é desafiador mudar seu comportamento. • A dieta não oferece resultados rápidos. Tentar resolver questões mais profundas leva muito mais tempo do que simplesmente reduzir as calorias da alimentação. • Apesar das ferramentas que Kushner apresenta no livro, pode ser muito difícil diagnosticar e resolver sozinho questões emocionais que envolvam a alimentação. Talvez seja necessário se aconselhar com um terapeuta.

De acordo com a teoria de Kushner, conhecer as estratégias de alimentação que adotamos para lidar com os problemas pode melhorar a nossa relação com a comida e gerar perda de peso, além de minimizar as chances de voltar a engordar.

Para quem é indicada?

Estilo de vida: Todos – não importa se você é um executivo que vive ocupado ou um aposentado com tempo de sobra, esta dieta promete melhorar sua relação com a comida.

Personalidade: Pessoas introspectivas, que prestam atenção nas próprias atitudes e se esforçam para melhorar. Indivíduos independentes e que se comprometem a comer de forma mais saudável no dia a dia.

Tipo físico: Todos os tamanhos e formas. Segundo Kushner, armazenar gordura em diferentes partes do corpo pode ser um sinal de diversos comportamentos alimentares. A dieta se concentra nos problemas específicos de cada indivíduo.

Alguma preocupação com a saúde?

A dieta faz poucas restrições, portanto não contém problemas nutricionais reais. Pode ser um ótimo começo para quem deseja alcançar o emagrecimento duradouro por meio de aconselhamento e planos feitos sob medida.

Os especialistas concordam que é fundamental ajustar as atitudes psicológicas em relação à alimentação para que você consiga manter o peso a longo prazo. Por outro lado, os críticos apontam para o fato de que nem Kushner nem a coautora do livro – sua esposa, Nancy – são psicólogos, mas admitem que em geral a dupla oferece conselhos sensatos e sábios.

Para saber mais...

Leia: *Dr. Kushner's Personality Type Diet*, Robert Kushner (iUniverse, 2008).

Dieta do Tipo Sanguíneo

Um plano de dieta sob medida para seu tipo sanguíneo.

Promessa de emagrecimento

"Uma solução individualizada para você se manter saudável, viver mais e atingir o peso ideal. Siga um cardápio e um plano de exercícios cuidadosamente elaborados para cada tipo sanguíneo e você vai se livrar daqueles quilos a mais."

Dr. James L. D'Adamo

Esta dieta singular foi criada há mais de 60 anos pelo Dr. James L. D'Adamo, um médico americano que acreditava que o tipo sanguíneo poderia afetar diretamente a saúde e a boa forma física. Ele foi o primeiro a sugerir que os tipos de alimentos e de exercícios mais adequados a cada um de nós dependem do tipo sanguíneo. O conceito e a dieta ganharam seguidores entre as celebridades, mas, como não se baseiam em nenhum princípio científico, também foram atacados por médicos e nutricionistas.

Muitos livros foram escritos desde *A Dieta do Tipo Sanguíneo*, como *Eat Right 4 Your Type* (Coma de acordo com o seu tipo), a versão mais recente proposta pelo Dr. Peter D'Adamo, filho do criador da teoria. "Tratei milhares de pacientes que experimentaram todas as dietas existentes, e a maior queixa é a de que, depois de todos aqueles meses de sacrifício, eles acabavam ganhando os quilos de volta", explica ele. "Descobri que o problema de 95% dos meus pacientes que lutam contra a balança é a ingestão de alimentos que não são adequados ao seu tipo sanguíneo."

O programa alimentar

Em *Eat Right 4 Your Type*, D'Adamo oferece dietas específicas para que você aprenda a combinar os alimentos adequados ao seu tipo. As pessoas que pertencem ao grupo O, o mais antigo, devem seguir uma dieta "caçadora", como nossos antigos ancestrais. Isso significa ingerir muita proteína e pouco carboidrato. O consumo de laticínios também é limitado.

Como o tipo A evoluiu depois do O, quando nossos antepassados plantavam mais do que caçavam, as pessoas desse grupo precisam de menos proteínas e mais grãos, ou seja, devem diminuir o consumo de carne e comer muito mais hortaliças e carboidratos integrais.

Os indivíduos do tipo B devem fazer uma dieta balanceada composta de hortaliças e grãos – um pouco de tudo, já que os sortudos do tipo B aparentemente emagrecem com mais facilidade do que os indivíduos dos outros tipos.

O tipo sanguíneo AB é o mais novo e mais raro, por isso as pessoas desse grupo podem digerir os alimentos de uma dieta moderna mais facilmente. No entanto, recomenda-se evitar o consumo de carne em excesso e procurar comer mais vegetais.

Exercícios

O Dr. D'Adamo acredita que o tipo sanguíneo também define os exercícios que você deve praticar. Por exemplo, as pessoas do tipo O são muito ativas, portanto podem se beneficiar mais praticando corrida, enquanto as do tipo A são mais sedentárias e devem pegar mais leve nas atividades físicas.

Como funciona

O Dr. D'Adamo diz que nosso tipo sanguíneo reflete nossa química interna e determina a forma pela qual absorvemos os nutrientes. Ele acredita que cada tipo sanguíneo absorve melhor determinados alimentos e lida com o estresse de maneira diferente – fatores que, segundo ele, desempenham um papel importante no emagrecimento e na saúde. De acordo com a sua teoria, como cada tipo sanguíneo evoluiu em um ponto diferente da história, devemos adotar dietas semelhantes às que nossos ancestrais tinham na época. D'Adamo argumenta que, ingerindo os alimentos mais adequados ao seu grupo sanguíneo, você emagrece, sente-se mais saudável e vive mais.

EXEMPLO DE CARDÁPIO DIÁRIO

Tipo O

Café da manhã	2 fatias de pão de espelta torradas, ½ grapefruit (toranja), 1 ovo poché; chá de ervas, 1 copo de água com limão
Almoço	Salada de peru com molho de limão e azeite, 1 fatia de pão integral
Jantar	Bife magro grelhado, brócolis, aspargos e ervilhas cozidos no vapor; chá de ervas
Exercícios	Uma hora de exercícios aeróbicos, como corrida, ciclismo, natação ou caminhada rápida, todos os dias, de preferência pela manhã

Tipo A

Café da manhã	Mingau de cereais com leite de soja, chá de ervas, 1 copo de água com limão

Almoço	Salada verde com ovos cozidos; chá de ervas
Jantar	Filé de salmão, brócolis e couve cozidos no vapor, tomate grelhado; chá de ervas
Exercícios	Apenas 30 minutos de exercícios leves diários, como ioga, tai chi chuan ou caminhada

Tipo B

Café da manhã	Ovos mexidos com torrada; 1 copo de água com limão, café
Almoço	Peito de peru e salada de arroz com legumes; chá de ervas
Jantar	Peixe com legumes cozidos no vapor, fruta fresca
Exercícios	30 minutos de exercícios moderados, em especial esportes coletivos, como basquete, ou aulas de dança, duas ou três vezes por semana.

Tipo AB

Café da manhã	Suco de grapefruit, 2 torradas, ovo pochê; 1 copo de água com limão
Almoço	Peito de peru no pão de centeio, salada Caesar; chá de ervas
Jantar	Omelete de queijo, legumes refogados; salada de frutas
Exercícios	Sessões de ioga ou pilates uma vez por semana e exercícios mais intensos, como corrida, duas vezes por semana

PRÓS	CONTRAS
• São recomendadas a ingestão de alimentos frescos e naturais e a eliminação de refeições industrializadas, álcool, chocolate e café. • Como a dieta é muito restritiva, você provavelmente emagrecerá, independentemente de qual seja seu tipo sanguíneo.	• Não há fundamentação científica que sustente a teoria de que o grupo sanguíneo tenha relação com a digestão. • Se ainda não souber seu tipo sanguíneo, você vai precisar fazer um exame de sangue para descobrir.

Para quem é indicada?

Estilo de vida: Pessoas que dispõem de tempo para pensar sobre comida e culinária e fazer compras.

Personalidade: Indivíduos que buscam novas dietas e que gostam de um plano individualizado. Também devem ter força de vontade para fazer uma mudança permanente.

Tipo físico: Qualquer um – a dieta serve para o seu tipo sanguíneo independentemente do formato do corpo.

Alguma preocupação com a saúde?

Médicos e nutricionistas costumam dizer que não existe nenhuma ligação entre o grupo sanguíneo e a forma pela qual processamos os alimentos, portanto nenhum deles recomendará esta dieta. Alguns dos planos, sobretudo os indicados para os tipos sanguíneos O e A, são consideravelmente limitados e excluem grupos alimentares importantes. A longo prazo, isso pode causar carência de nutrientes necessários para a boa saúde. A eliminação dos laticínios, por exemplo, leva a uma menor ingestão de iodo, riboflavina e cálcio, aumentando o risco de osteoporose em mulheres, enquanto a redução no consumo de carne pode provocar anemia.

Para saber mais...

Leia: *A Dieta do Tipo Sanguíneo*, Peter D'Adamo e Catherine Whitney (Campus Elsevier, 1999).

Dieta dos Viciados em Açúcar

Uma dieta destinada aos loucos por doces, elaborada para eliminar o vício e controlar a vontade de comer determinados alimentos.

Promessa de emagrecimento

"Um programa inovador que cura o vício de comer doces e o coloca de volta no caminho do emagrecimento e da boa saúde."

Dr. Jacob Teitelbaum

Dietas da moda que proíbem o consumo de gorduras ou jogam os carboidratos para escanteio existem há bastante tempo, mas nos últimos 10 anos surgiram muitas que proíbem o consumo de açúcar. Todas essas dietas partem do pressuposto de que os alimentos açucarados podem se tornar viciantes. E, como os doces são ricos em calorias, isso nos leva a engordar mais ainda.

Um estudo realizado em 2002 pela Universidade de Princeton, nos Estados Unidos, analisou os efeitos do açúcar no cérebro. Foi oferecida a camundongos sua ração normal junto com uma solução com 25% de açúcar – a mesma quantidade de açúcar contida nos refrigerantes. Depois de um mês, os camundongos tornaram-se "dependentes" da solução de açúcar, comendo menos comida e aumentando a ingestão da bebida adocicada em impressionantes 200%.

Alguns especialistas acreditam que o consumo de açúcar em excesso é um dos maiores responsáveis pela epidemia de obesidade e recomendam que ele seja limitado. Em 2003, um relatório encomendado pela Organização Mundial da Saúde (OMS) e pela

Organização das Nações Unidas para Alimentação e Agricultura (FAO) indicou que a quantidade de açúcar na alimentação não deveria ultrapassar 10% do total.

A ideia por trás da maior parte dos planos alimentares para "viciados em açúcar", portanto, é romper com a dependência para que seja possível seguir uma dieta mais saudável.

O programa alimentar

É necessário abrir mão de todos os alimentos doces e de carboidratos refinados, como pão branco, arroz branco e batata frita, substituindo-os pelos ricos em fibras. Deve-se evitar não apenas os doces óbvios, como chocolate, bolos e refrigerantes; molhos prontos, ketchup e iogurte contêm açúcares ocultos, por isso também estão proibidos.

Por outro lado, a dieta estimula, em todas as refeições, o consumo de gorduras "benéficas", que podem ser encontradas em peixes, nozes e sementes, para ajudar a queimar mais rapidamente as calorias dos carboidratos, junto com alguns carboidratos com baixo índice glicêmico (IG). Muitos planos estimulam a ingestão de hortaliças, de preferência as orgânicas.

Tirando a teoria do vício em açúcar, este programa alimentar foi descrito como uma mistura da Dieta Mediterrânea com a Dieta Paleolítica.

Exercícios

Embora não exista um programa de exercícios específico, recomenda-se aumentar o nível de atividades em geral. Quando praticam alguma atividade física, as pessoas costumam preferir uma alimentação mais saudável.

Como funciona

Embora precisemos de uma determinada quantidade de açúcar na dieta para abastecer o corpo e o cérebro, o açúcar em excesso aumenta o nível de insulina, contribuindo para o risco de diabetes. O corpo também o transforma em gordura, que é armazenada em torno de órgãos vitais e aumenta a chance de doenças hepáticas e cardíacas.

Doces, sobremesas e refrigerantes são os vilões óbvios, mas a brigada antiaçúcar também considera os carboidratos, como pães e massas, inimigos, pois o corpo os transforma em açúcares simples. Quando ingeridos isoladamente, determinados carboidratos podem desencadear o mesmo ciclo de elevação e queda dos níveis de açúcar no sangue que desencadeiam os vilões óbvios mencionados.

Seja vício, transtorno alimentar ou simplesmente mau hábito, a ingestão de alimentos que contêm açúcar parece estar associada a um comportamento nocivo. As pessoas tendem a perder o controle e consumir mais açúcar do que deveriam. E quando não ingerem a dose regular a que estão acostumadas, podem apresentar sintomas da abstinência, como ansiedade, tremores ou nervosismo.

Teoricamente, a partir do momento em que o vício é eliminado, desaparecem as oscilações da glicemia que o deixam eufórico num minuto e louco por outra dose no instante seguinte. Além disso, você terá mais facilidade para emagrecer, pois não sentirá mais vontade de comer doce a toda hora.

A teoria da Dieta dos Viciados em Açúcar é semelhante à da Dieta do Índice Glicêmico, que também regula os níveis de açúcar no sangue.

EXEMPLO DE CARDÁPIO DIÁRIO	
Café da manhã	Ovos mexidos com pimentão vermelho, 1 fatia de pão integral; um punhado de morangos
Lanche	Um punhado de amêndoas
Almoço	Frango com salada de abacate
Lanche	Palitos de cenoura e aipo com homus (pasta de grão-de-bico)
Jantar	Salmão ao molho de mostarda, salada de arroz com tomate e aspargos cozidos no vapor

Para quem é indicada?

Estilo de vida: Pessoas atarefadas que muitas vezes comem doces para manter o pique porque não têm tempo de preparar uma refeição de verdade.

Personalidade: Indivíduos que se viciam com facilidade e não conseguem recusar um biscoito recheado ou um chocolate, principalmente em momentos de estresse.

Tipo físico: Pessoas que concentram a gordura na região abdominal. Segundo a teoria, o vício em açúcar pode resultar no armazenamento de gordura nessa área.

Alguma preocupação com a saúde?

Algumas dietas de desintoxicação de açúcar estimulam também a eliminação de todos os alimentos doces – inclusive frutas, laticínios e grãos refinados – para uma limpeza total do organismo. No entanto, especialistas acreditam que mudanças alimentares assim tão radicais podem ser difíceis de sustentar a longo prazo. Desse modo, aumenta o risco de se retornar aos antigos hábitos e recuperar todo o peso perdido – o clássico efeito sanfona.

No entanto, a maior parte das dietas que estimula a redução do consumo de açúcar se baseia em um plano de alimentação saudável, com um bom equilíbrio de proteínas magras, gorduras saudáveis, grãos integrais, frutas, legumes e verduras. Você provavelmente emagrecerá caso siga a dieta corretamente.

PRÓS	CONTRAS
• Não é tão radical e é bastante saudável, estimulando a ingestão de alimentos frescos, não processados e orgânicos. • Pode ajudá-lo a se livrar da compulsão por doces. • Por regular a produção de insulina, a dieta pode ajudar a manter estável o nível glicêmico no sangue, reduzindo as oscilações e a vontade de comer doces.	• Alguns especialistas afirmam que o controle dos níveis de açúcar no sangue, na verdade, não afeta diretamente o emagrecimento, por isso você talvez não note resultados significativos se não reduzir também a ingestão de calorias. • Você provavelmente terá que abrir mão de alguns de seus alimentos preferidos ou limitar seu consumo. • Deixar de comer açúcar de uma hora para outra pode produzir desagradáveis sintomas de abstinência, como dor de cabeça, fadiga e irritabilidade.

Para saber mais...

Leia: *Beat Sugar Addiction Now!*, Jacob Teitelbaum (Fair Winds Press, 2010).

Vigilantes do Peso

Respeite sua pontuação diária e você poderá comer tudo que gosta e ainda emagrecer.

Promessa de emagrecimento
A perda constante de 900 gramas por semana.

O conceito do Vigilantes do Peso nasceu no início da década de 1960, quando a dona de casa americana Jean Nidetch, que estava com uns quilos a mais, recebeu algumas amigas em casa para discutir a melhor forma de emagrecer. Elas decidiram seguir uma dieta recomendada pela nutricionista de Jean e começaram a se reunir regularmente para avaliar o progresso de cada uma e trocar dicas.

Com o aumento do número de pessoas no grupo, Jean se uniu ao empresário Al Lippert e fundou a organização WeightWatchers – que ganhou o nome de Vigilantes do Peso no Brasil.

Mais de 40 anos depois, a WeightWatchers International afirma ter ajudado milhões de pessoas ao redor do mundo a emagrecer. No Brasil, são realizadas mais de 450 reuniões semanais em 12 estados.

A dieta do Vigilantes do Peso se baseou inicialmente num sistema de pontos, que foi modificado em 2010 e transformado num novo programa chamado ProPontos, medida que gerou controvérsias. Apesar da reação negativa de seus seguidores, a cientista-chefe da organização, Karen Miller-Kovach, descreveu o ProPontos apenas como uma nova versão do antigo, seguro e eficaz programa de emagrecimento: "No antigo sistema de pontos, você podia usar os pontos da maneira que quisesse. Hoje, se usar seus pontos com sabedoria, ingerindo alimentos ricos em proteínas e fibras, você ficará saciado, afastando a fome e emagrecendo de forma mais saudável e mais nutritiva."

O programa alimentar

Dependendo de algumas características, entre elas faixa etária e peso, você receberá uma cota de pontos semanal específica. Dentro dessa faixa, é possível escolher entre vários alimentos saudáveis para então dividir entre três refeições e lanches até cumprir sua cota.

O plano alimentar estimula você a "maximizar" seus pontos optando por uma quantidade maior de "alimentos poderosos", entre eles grãos integrais, carnes magras, laticínios light e quantidades ilimitadas de frutas, legumes e verduras que não contenham amido. Os alimentos poderosos são os mais saudáveis e os que proporcionam maior sensação de saciedade.

A comida mais gordurosa e os doces ainda podem ser inseridos no estoque de pontos, embora o novo programa limite a quantidade. Os seguidores da dieta podem verificar quantos pontos têm os alimentos no sistema ProPontos usando um guia impresso ou disponível on-line que enumera os mais populares.

Exercícios

O Vigilantes do Peso incentiva as atividades físicas e atribui pontos adicionais a cada uma, entre elas natação, dança e até limpeza da casa. Se fizer exercícios três ou quatro vezes por semana, por exemplo, você poderá "gastar" os pontos adicionais jantando num restaurante ou tomando uma taça de vinho.

Como funciona

Você pode comer o que quiser – desde que mantenha a meta diária estipulada no sistema ProPontos, um número definido de acordo com altura, peso, sexo e faixa etária. A dieta pode ser feita individualmente ou em grupo, mediante a participação em encontros semanais.

Para o Vigilantes, fazer dieta é mais do que contar calorias – se você fizer escolhas saudáveis que também o saciem, vai comer menos e se sentir melhor.

O novo programa ProPontos do Vigilantes do Peso atribui a cada alimento um determinado valor, baseado na quantidade de proteínas, carboidratos, gorduras, fibras e calorias que ele contém e no esforço que seu organismo precisa fazer para queimá-lo.

As escolhas que proporcionam sensação de saciedade por mais tempo "custam" menos pontos, e alimentos densos do ponto de vista nutricional custam menos do que calorias vazias. Isso significa que escolhas pouco saudáveis, como hambúrguer, sempre valerão mais pontos e devem ser consumidas em pequenas porções e com menos frequência. Já frutas, legumes e verduras valem zero ponto, por isso você pode consumi-los à vontade, sempre que desejar.

Respeitando o limite de pontos, você consumirá menos calorias e, assim, emagrecerá.

O Vigilantes do Peso realiza reuniões semanais no mundo inteiro. Basta pagar uma pequena taxa para frequentar essas reuniões, nas quais se obtém o apoio de um grupo de pessoas com mentalidade semelhante. Pesar-se semanalmente constitui uma parte importante dessas sessões – o sucesso no emagrecimento é exaltado, aumentando a sua motivação para seguir na dieta.

Para quem é indicada?

Estilo de vida: Pessoas bastante atarefadas, que gostam de regras e de ver as coisas em ordem. Um sistema que exija pouco pensamento independente é perfeito para elas.

Personalidade: Indivíduos sociáveis, que gostam de compartilhar. É motivadora a ideia de frequentar reuniões e conferir o peso toda semana.

Tipo físico: Pessoas que engordaram no corpo todo e desejam perder pelo menos 13 quilos.

EXEMPLO DE CARDÁPIO DIÁRIO

Para uma pessoa cujas características permitem o consumo de 33 pontos diários:

Café da manhã	Iogurte grego light com granola diet e morangos frescos
Lanche	Café com leite desnatado
Almoço	Filé de frango grelhado com salada de tomate cereja, cenoura, alface e molho light
Lanche	Pipoca de micro-ondas
Jantar	Camarão salteado ao alho, arroz integral e legumes cozidos no vapor

Alguma preocupação com a saúde?

Alguns críticos acreditam que o sistema de pontos do Vigilantes do Peso torna o emagrecimento mais complicado. Afinal, a questão é simples: se você queimar mais calorias do que ingeriu, vai emagrecer. Eles argumentam que as pessoas deveriam aprender o valor calórico dos alimentos e como isso contribui para suas necessidades de energia, em vez de simplesmente atribuir pontos a eles. A longo prazo, será esse conhecimento mais profundo que ajudará as pessoas a não voltar a engordar.

Uma crítica ao antigo sistema é que, teoricamente, se quisesse, você poderia usar todos os pontos comendo apenas chocolate. O novo programa ProPontos aborda esse problema, orientando as pessoas a fazer escolhas mais saudáveis. As hortaliças, por exemplo, não valem ponto nenhum, como forma de estimular seu consumo.

O Vigilantes do Peso recomenda a ingestão diária de um polivitamínico, por reconhecer que, na hora de fazer suas escolhas, as pessoas podem deixar de fora importantes nutrientes.

PRÓS	CONTRAS
• Não existem alimentos proibidos – na verdade, estimula-se o consumo de guloseimas de vez em quando, para que você não se sinta privado dos seus alimentos favoritos. • Você não vai sentir fome – o número de pontos diários é sempre alto o suficiente para permitir que você faça três refeições por dia, mais três lanches. • Alguns estudos sugerem que a dieta do Vigilantes do Peso é eficaz.	• Alguns dos antigos adeptos da dieta, acostumados ao sistema de pontos anterior a 2010, reclamaram que o emagrecimento tornou-se lento no novo plano. • Nutricionistas argumentam que frutas não devem ser consumidas à vontade, pois podem ser ricas em calorias. • Você pode demorar a aprender o sistema de pontos e ficar cansado de ter que pesquisar a pontuação de cada alimento.

Para saber mais...

Visite: www.vigilantesdopeso.com.br.

Orientações alimentares

Nas páginas a seguir, você encontrará orientações sobre saúde e peso, além de diagramas alimentares.

Esta tabela baseia-se nas recomendações da Organização Mundial da Saúde (OMS), que utiliza o índice de massa corporal (IMC) como diagnóstico de sobrepeso e obesidade. Quanto maior é o IMC do adulto, maiores são as chances de ele desenvolver doenças cardíacas e problemas de saúde. O IMC é calculado dividindo-se o peso em quilos pela altura em metros ao quadrado.

$$\text{ICM} = \frac{\text{peso (kg)}}{\text{altura}^2\text{ (m)}}$$

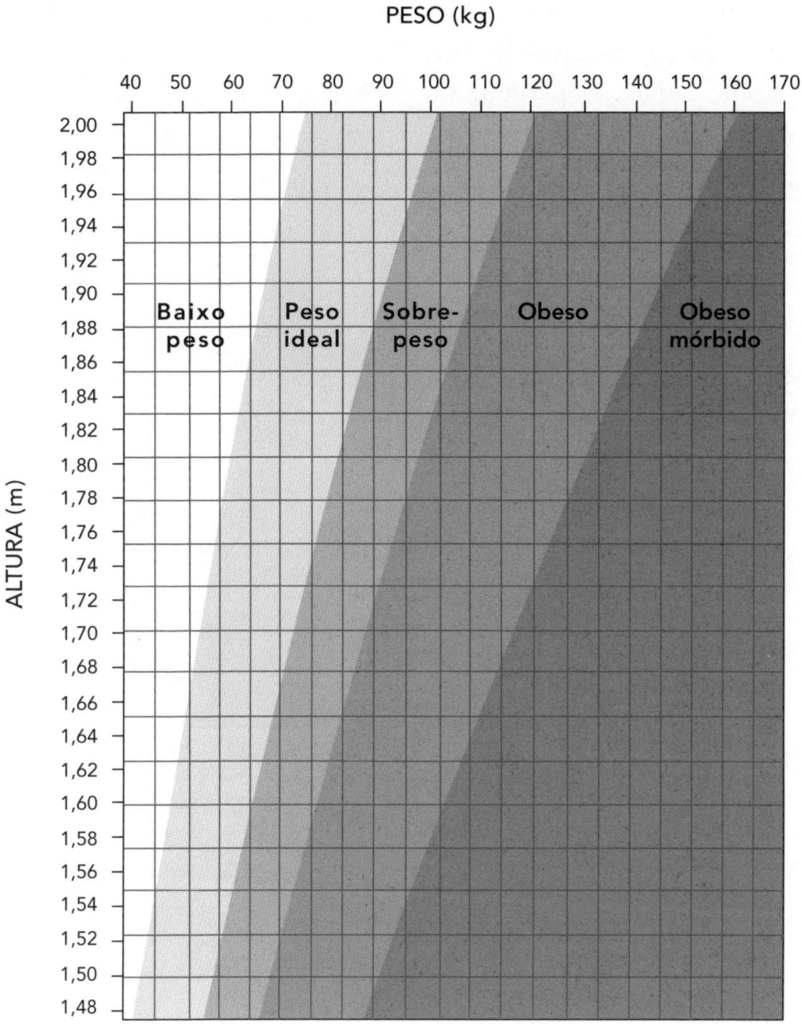
PESO (kg)
40 50 60 70 80 90 100 110 120 130 140 150 160 170
ALTURA (m)
2,00 1,98 1,96 1,94 1,92 1,90 1,88 1,86 1,84 1,82 1,80 1,78 1,76 1,74 1,72 1,70 1,68 1,66 1,64 1,62 1,60 1,58 1,56 1,54 1,52 1,50 1,48
Baixo peso
Peso ideal
Sobre-peso
Obeso
Obeso mórbido

Os dois diagramas de controle de porções a seguir podem ser úteis para manter o peso correto de acordo com a sua altura. Ambos destacam os diferentes grupos de alimentos e as proporções em que deveríamos comê-los para ter uma alimentação saudável e bem balanceada. O MyPlate, abaixo, é a orientação nutricional publicada pelo Departamento de Agricultura dos Estados Unidos; o Eatwell, na página seguinte, é recomendado pelo Departamento de Saúde do Reino Unido.

MyPlate (EUA)

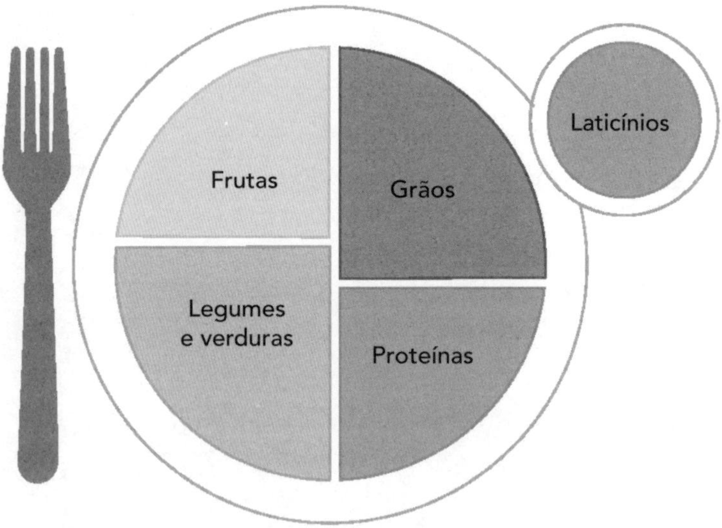

Eatwell (Reino Unido)

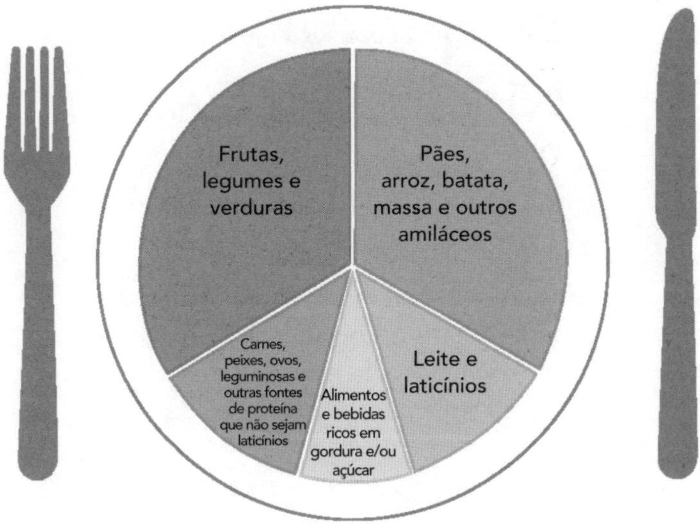

INFORMAÇÕES SOBRE A SEXTANTE

Para saber mais sobre os títulos e autores
da EDITORA SEXTANTE,
visite o site www.sextante.com.br
e curta as nossas redes sociais.
Além de informações sobre os próximos lançamentos,
você terá acesso a conteúdos exclusivos
e poderá participar de promoções e sorteios.

www.sextante.com.br

facebook.com/esextante

twitter.com/sextante

instagram.com/editorasextante

skoob.com.br/sextante

Se quiser receber informações por e-mail,
basta se cadastrar diretamente no nosso site
ou enviar uma mensagem para
atendimento@sextante.com.br

Editora Sextante
Rua Voluntários da Pátria, 45 / 1.404 – Botafogo
Rio de Janeiro – RJ – 22270-000 – Brasil
Telefone: (21) 2538-4100 – Fax: (21) 2286-9244
E-mail: atendimento@sextante.com.br